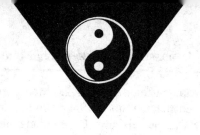

HUANGDI NEIJING

Bildergeschichten über die Gesundheitserhaltung

Zusammengestellt und gemalt von Han Yazhou, Zhou Chuncai u.a.

D1619538

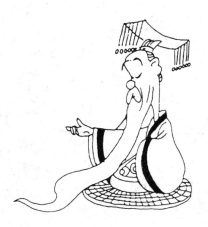

DELPHIN-VERLAG

Diagramm über die Anpassungsfähigkeit der Menschen an die Umgebung

Die chinesische Gesundheitskunde ist der Ansicht, daß Menschen und Natur homolog sind. Die Erdkugel läuft seit ihrer Entstehung um die Sonne und dreht sich um sich selbst; beim Menschen funktionieren alle Organe seit ihrer Entwicklung stets unter der Kontrolle des vegetativen Nervensystems...

Unter dem Himmel und auf der Erde leben alle Kreaturen. In der Natur gibt es die vier Jahreszeiten und die fünf Elemente: Metall, Holz, Wasser, Feuer und Erde, die zu Kälte, Hitze, Trockenheit, Feuchtigkeit und Wind führen. Der Mensch hat fünf innere Organe: Herz, Leber, Milz, Lunge und Nieren, welche Wuqi (die fünf funktionellen Vitalitäten der Organe) ins Spiel bringen, was zu Freude, Zorn, Trauer, Sorge und Angst führt.

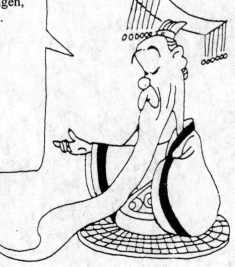

Diagramm über die Anpassungsfähigkeit der Menschen an die Umgebung

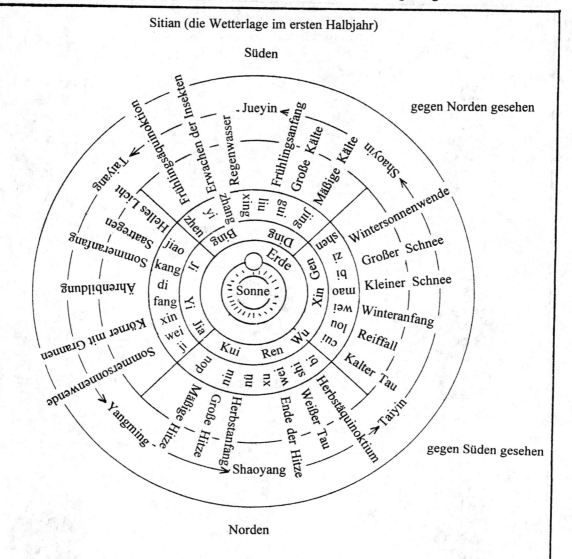

Sitian (die Wetterlage im ersten Halbjahr)

Süden

Norden

Siquan (die Wetterlage im zweiten Halbjahr)

Bemerkung: Im Zentrum liegt die Sonne, um die die Erdbahn läuft.
Die dritte Runde: das Himmelsrichtungsbild der Himmelsstämme
Die vierte Runde: die Namen der 28 Steinbilder
Die fünfte Runde: die Namen der 24 Zeitabschnitte, und auch die Lage, wo die Erde im entsprechenden Zeitabschnitt liegt.
Die Vorfahren der Chinesen verteilten drei Yin und drei Yang auf eine angenommene Bahn, die sich ununterbrochen in der vom Pfeil gezeigten Richtung bewegen. Sie schreiten jedes Jahr einen Schritt vorwärts und machen in sechs Jahren eine Runde, was die Atmosphäre genannt wird.

12 funktionelle Vitalitäten der inneren Organe in Huangdi Neijing (Im Vergleich mit der Hierarchie in der menschlichen Gesellschaft)

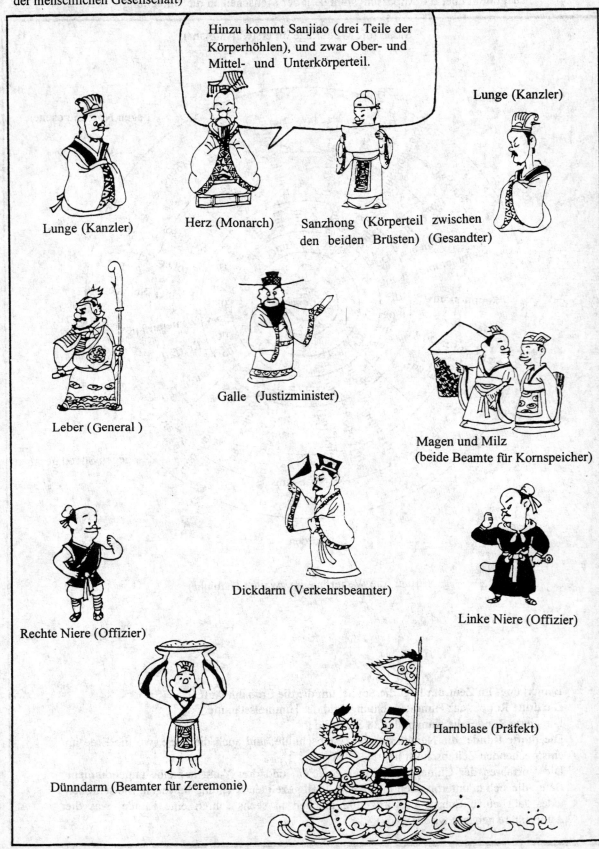

Die Entstehung des *Huangdi Neijing*

1. In seiner Kindheit besitzt der Kaiser Huangdi eine gute Auffassungsgabe.

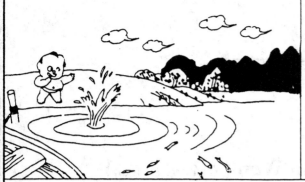

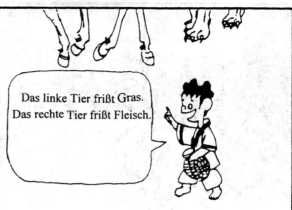

Das linke Tier frißt Gras. Das rechte Tier frißt Fleisch.

2. Er besitzt eine starke Fähigkeit zur Analyse und Zusammenfassung.

3. Nach seiner Thronbesteigerung hob er die wissenschaftlichen und kulturellen Errungenschaften der Vorfahren auf ein recht hohes Niveau, das durch die Nachkommen stetig bereichert und ergänzt wird. So wurde der Grundstein für das ideologische System der chinesischen Nation gelegt.

Das Prinzip für den Zauberwürfel kommt aus dem Luoshu (ein Klassiker über die Wandlungen).

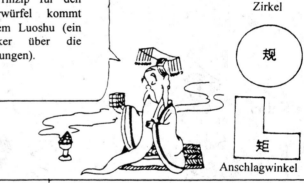

Zirkel

规

Anschlagwinkel

矩

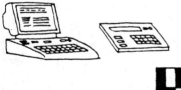

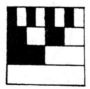

4. die acht Diagramme   Taiyang, Taiyin Shaoyang und Shaoyin Yang und Yin das Grenzenlose

Das System demonstriert sein riesiges Potential und beeinflußt das Leben der Menschen noch selbst heute, obwohl Wissenschaft und Technologie hoch entwickelt sind.

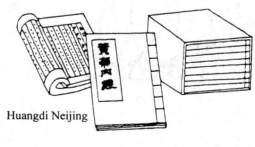

Huangdi Neijing

Der medizinische Klassiker Huangdi Neijing, das unter direkter und indirekter Beteiligung des Kaisers verfaßt wurde, ist ein glänzendes Beispiel, das nach seinem philosophischen Denken geschaffen wurde.

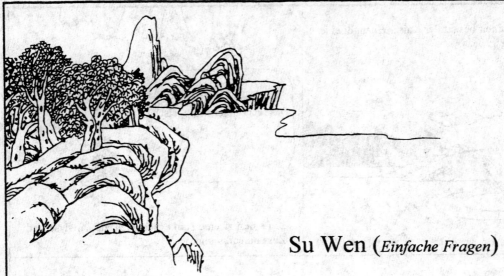

Su Wen (*Einfache Fragen*)

Kaiser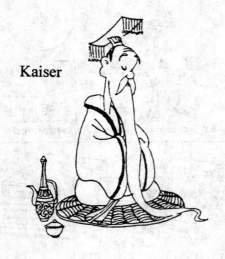

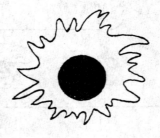

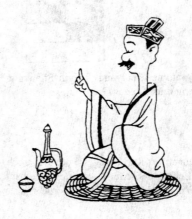

Qi Bo

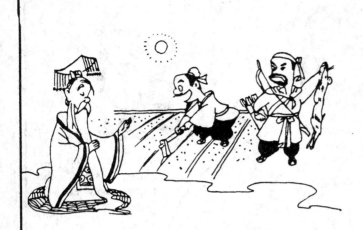

1. Kaiser (Huangdi) fragt: Ich habe gehört, daß im Altertum viele Menschen 100 Jahre alt wurden und noch keine Spuren von Altersschwäche zeigten. Aber die heutigen Menschen werden nach nur etwa 50 Jahren altersschwach. Liegt der Grund dafür in der veränderten Zeit und Umwelt oder darin, daß sie die Methode zur Gesundheitspflege nicht kennen?

Heute sind die Menschen nicht mehr so...

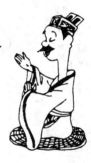

2. Qi Bo antwortet: Menschen im Altertum, die mit der gesunden Lebensführung bewandert waren, führten nach der Theorie von Yin und Yang und den Naturgesetzmäßigkeiten ein geregeltes Alltagsleben, wobei sie beim Essen und Trinken maßhielten und die Arbeits- und Pausenzeiten genau einhielten. Deshalb waren sie körperlich und geistig gesund und vital und lebten lange. Heute sind die Menschen nicht mehr so. Sie halten keine Arbeits- und Pausenzeiten ein; sie saufen und führen im Suff ein exzessives Sexualleben; um der momentanen Behaglichkeit und Bequemlichkeit willen erschöpfen sie oft ihre ganzen Kräfte, was nicht der gesunden Lebensführung entspricht. Deshalb sind sie im Alter von etwa 50 Jahren bereits altersschwach.

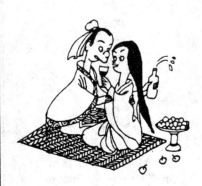

Der Lebensprozeß der Frau:

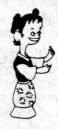

Zahnwechsel im Alter von 7 Jahren

Die Menstruation fängt im Alter von 14 Jahren an.

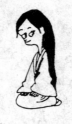

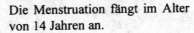

Im Alter von 21 Jahren sind die Nieren voll mit Qi gefüllt.

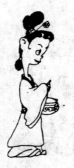

Feste Knochen und Muskeln im Alter von 28 Jahren

Die Niere ist ein Organ, das den Stoffwechsel von Wasser und Flüssigkeiten reguliert und Essenzen aus Wuzang (Herz, Leber, Niere, Milz und Lunge) und sechs Fu (Gallenblase, Magen, Dickdarm, Dünndarm, Harnblase und Sanjiao) aufnimmt. Wenn das Wuzang voller Lebenskraft ist, scheiden die Nieren Essenzen aus; im Lebensabend erschöpft sich die Jingqi (Lebenskraft) mit dem Abbau von Wuzang.

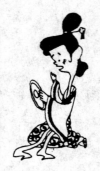

Das Gesicht beginnt im Alter von 35 Jahren zu erschlaffen.

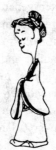

Die Haare beginnen im Alter von 42 Jahren grau zu werden.

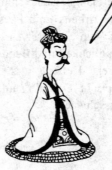

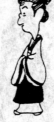

Die Menstruation geht im Alter von 49 Jahren zu Ende.

Der Lebensprozeß des Mannes:

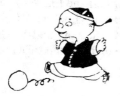

Zahnwechsel im Alter von 8 Jahren

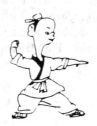

Voller Kraft im Alter von 16 Jahren

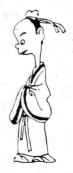

Im Alter von 24 Jahren sind die Nieren mit der Qi vollgefüllt.

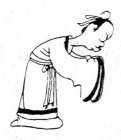

Starke Knochen und Muskeln im Alter von 32 Jahren

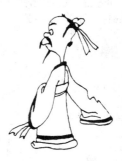

Die Haare beginnen im Alter von 40 Jahren auszufallen.

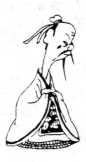

Das Gesicht sieht im Alter von 48 Jahren abgezehrt aus.

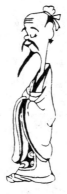

Die Jingqi (Energie) geht im Alter von 56 Jahren zurück.

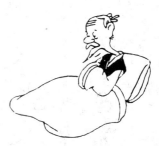

Zahnausfall im Alter von 64 Jahren

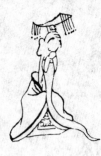

Zhenqi (echte Energie): ein Begriff der traditionellen chinesischen Medizin. Sie entsteht aus der Verbindung von der Yuanqi (ursprüngliche Energie) in der Niere, der Daqi (eingeatmte Luft) und der Shuiguzhiqi (Energie aus dem Wasser und den Nahrungsmitteln), ist eine elementare Substanz und Vitalität, die die physiologischen Funktionen der Körpergewebe und -organe sicherstellt.

1. Menschen im grauen Altertum, die mit der Theorie der gesunden Lebensführung vertraut waren, mahnten: Man muß die krankheitserregenden Faktoren von außen vermeiden, wobei man die Ruhe bewahren und seine Begierden zügeln muß.

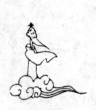

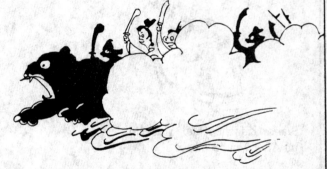

2. So läuft die Zhenqi im Körper störungsfrei um, und auch der Geist bleibt vital, was dazu führt, daß man nicht von Krankheiten überfallen wird.

3. Deshalb sind solche Menschen ruhig und gelassen, sind weder von Begierde noch von Angst geplagt und leben in gelöster Stimmung.

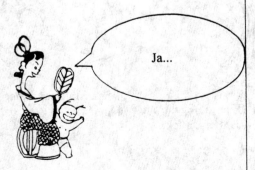

Ja...

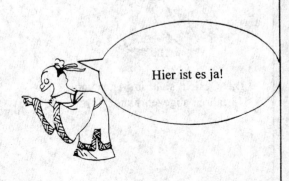

Hier ist es ja!

Zhengqi (gesunde Energie): ein Begriff der traditionellen chinesischen Medizin. das Gegenteil zur Xieqi (krankheitserregende Faktoren). Sie bezieht sich im allgemeinen auf die Abwehrfunktion des Körpers. Die Ätiologie der traditionellen chinesischen Medizin schenkt der Förderung der Zhengqi große Beachtung. Z. B. sagt man, daß man nicht von der Xieqi überfallen werden kann, solange die Zhengqi stark ist.

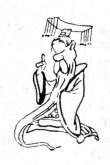

1. Man muß zwar fleißig arbeiten, darf sich aber nicht überarbeiten; dadurch kann die Zhengqi störungsfrei umlaufen und alles in guter Ordnung sein.

2. Ihnen schmeckt das Essen, Sie sind schlicht, aber sauber gekleidet und beachten Sitten und Gebräuche, wobei sie nicht nach persönlichem Ruhm jagen, sondern ein schlichtes Leben führen.

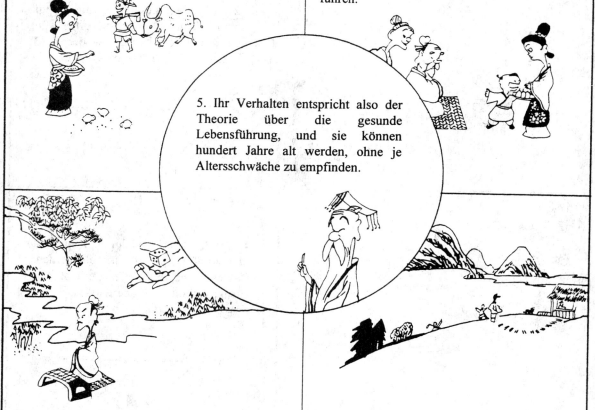

5. Ihr Verhalten entspricht also der Theorie über die gesunde Lebensführung, und sie können hundert Jahre alt werden, ohne je Altersschwäche zu empfinden.

3. Schlechte Gewohnheiten können seiner Aufmerksamkeit nichts anhaben, weder Pornographie noch Irrlehren können ihn hinters Licht führen.

4. Die Menschen, ob dumm oder klug, pietätvoll oder pietätlos, fürchten sich vor nichts.

Jingqi (Vitalitätskraft) wird auch Zhengqi genannt. Damit sind vitale Materialien und Funktionen des Lebens gemeint. Im allgemeinen bezieht sie sich auf die erworbenen Energien und auf die daraus resultierenden Energien in allen Eingeweiden.

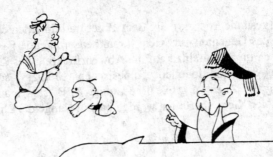

1. Warum sind manche Menschen auch im Lebensabend noch zeugungsfähig?

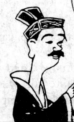

2. Allgemein gesagt, ist die Jingqi beim Mann spätestens im Alter von 64 Jahren erschöpft, bei der Frau spätestens im Alter von 49 Jahren.

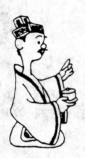

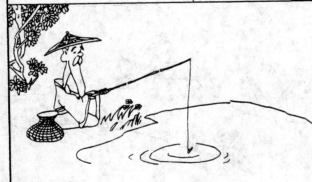

4. Nach der Physiologie kann ein Mensch 120 bis 150 Jahre alt werden. Deshalb muß man die Senilität vor allem psychologisch überwinden.

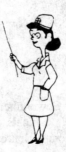

3. Aber die Menschen, die auf ihre Gesundheit achten, können die Jingqi bewahren, so daß sie nicht so schnell altern und zeugungsfähig bleiben.

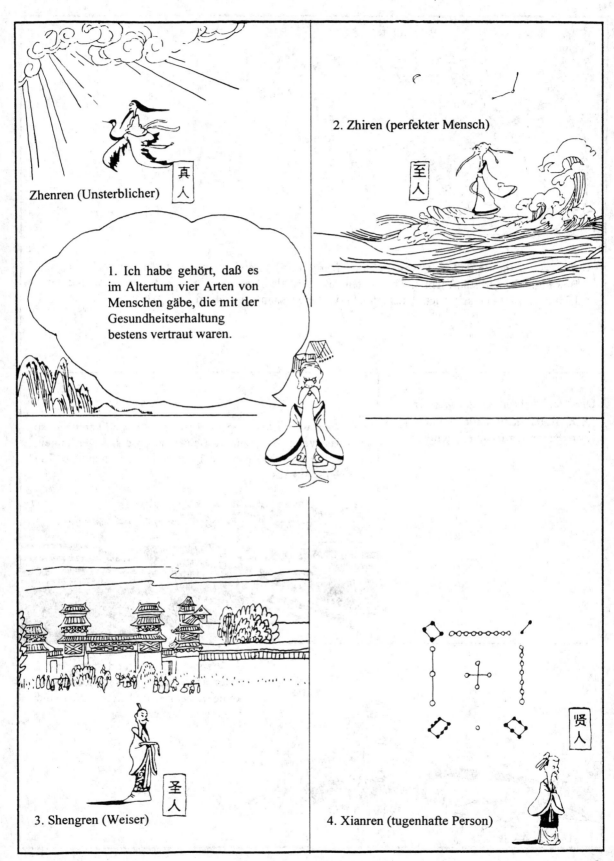

Zhenren (Unsterblicher)

2. Zhiren (perfekter Mensch)

1. Ich habe gehört, daß es im Altertum vier Arten von Menschen gäbe, die mit der Gesundheitserhaltung bestens vertraut waren.

3. Shengren (Weiser)

4. Xianren (tugenhafte Person)

Das zweite Kapitel: Der Einfluß der Veränderung des Wetters in den vier Jahreszeiten auf den menschlichen Körper

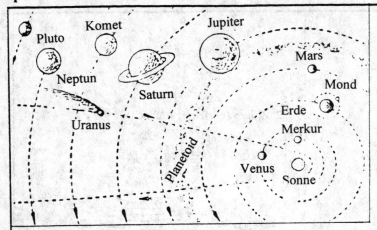

1. Das All ist sauber und hell, weil sich das Wesen des Himmels nicht zeigt, der Himmel ewig in Bewegung ist und sein Licht nicht leuchten läßt. Deshalb bleibt er ewig. Wenn sich das Wesen des Himmels zeigt und sein Licht leuchten läßt, verlieren Sonne und Mond ihren Glanz.

Die Xieqi steht im Gegensatz zur Zhengqi; damit sind alle Faktoren, die Krankheiten verursachen, gemeint.

2. Die Xieqi wird alle Gelegenheiten zum Überfall benutzen, so daß das Wetter unverändert bleibt, die Erde sich verdunkelt, Wolken und Nebel nicht steigen können; Regen und Tau bleiben somit aus.

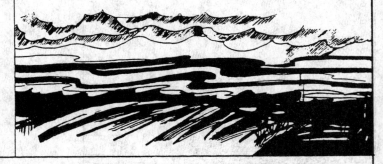

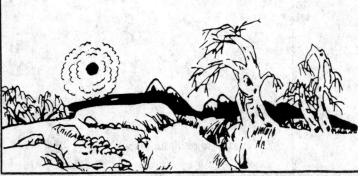

3. Wenn sich Yin und Yang nicht miteinander koordinieren, kann sich keine Kreatur entwickeln, selbst die Bäume sterben ab.

1. Die drei Frühlingsmonate bilden eine Jahreszeit, in der alles wächst und sich entwickelt; Neues entsteht aus Altem.

Ganqi (Leberenergie), ein Begriff der traditionellen chinesischen Medizin; sie bezieht sich erstens auf die Jingqi in der Leber und zweitens auf die durch die Störung des Jingqi-Systems verursachten Symptome wie hypochondrische Schmerzen, Bauchblähung, Erbrechen, Aiqi (Aufstoßen und Rülpsen), Pulsschwäche.

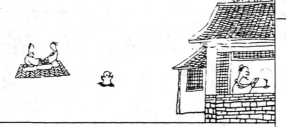

2. Man darf ein bißchen später zu Bett gehen und bißchen früher aufstehen.

4. Genau wie alles Neugeborene und Entstehende soll man sich nur entwickeln, aber nicht sich beschränken.

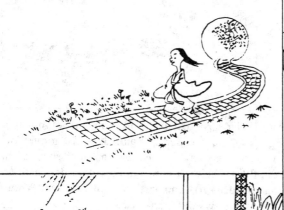

3. Man kann im Hof spazieren gehen, so daß man sich in einer guten Stimmung befindet und voller Vitalität ist.

6. Dies ist der Grundsatz für die Pflege der Shengqi (Vitalität) im Frühling. Wenn man ihm zuwiderhandelt, wird die Ganqi beeinträchtigt, was im Sommer zu Krankheiten mit kalten Symptomen führt, so daß die Anpassungsfähigkeit des Körpers an die Shengchangzi Qi (Zunahme der Qi im Sommer) reduziert wird.

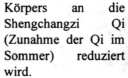

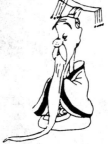

5. Man soll die Landschaft genießen und sich daran ergötzen, darf aber nicht seine Gesundheit ruinieren.

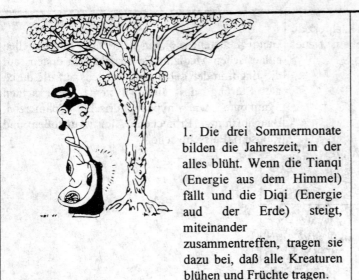

1. Die drei Sommermonate bilden die Jahreszeit, in der alles blüht. Wenn die Tianqi (Energie aus dem Himmel) fällt und die Diqi (Energie aud der Erde) steigt, miteinander zusammentreffen, tragen sie dazu bei, daß alle Kreaturen blühen und Früchte tragen.

Xinqi (Herzenergie), ein Begriff der traditionellen chinesischen Medizin: Das Herz ist eines der fünf inneren Organe. Nach der Lehre von Jingluo reguliert das Herz den Blutkreislauf, d. h. Blut und Ader stehen miteinander in einem engen Zusammenhang. Die Xinqi ist die Haupttriebkraft für den Blutkreislauf.

2. Man soll etwas später ins Bett gehen und etwas früher aufstehen und soll sich nicht in den langen Sommertagen langweilen.

3. Man soll fröhlich gestimmt sein und nicht in Wut geraten.

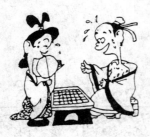

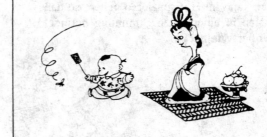

4. Wie die Pflanzen Blüten treiben, muß der menschliche Körper die Yangqi ausschütten.

5. Das ist der Grund dafür, daß man im Sommer der Chang Qi (Zunahme der Qi) anpaßt, sonst nimmt die Xinqi Schaden, was im Herbst möglicherweise zu Malaria führt. Dadurch wird die Fähigkeit der Shou Qi (Aufnahme der Qi) reduziert, so daß man im Winter möglicherweise wieder krank wird.

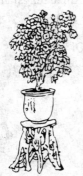

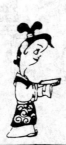

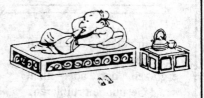

1. Die drei Herbstmonate sind die Jahreszeit, in der alles reift. Es ist kühl, windig, alles wechselt seine Farbe; die Qi nimmt ab.

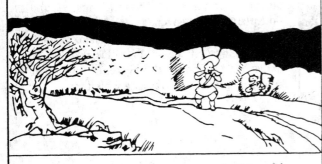

Die Feiqi (Lungenenergie), eine Begriff der traditionellen chinesischen Medizin: Die Lunge ist eines der fünf inneren Organe. Nach dem Zangxiang (der Theorie über die Funktion der fünf inneren Organe) und der Lehre von Jingluo bestehen die Funktionen der Lunge darin: (1) die Atmung zu regulieren und alle Energien im Körper zu steuern; (2) Wasser und andere Flüssigkeiten im Körper abzuleiten und zu regulieren; (3) Haut und Haare zu kontrollieren, d. h. die Lunge steht mit der Haut und den Haaren in einem engen Zusammenhang; (4) Die Feiqi strömt durch die Nase , d. h. die Nase steht mit der Lunge in einem direkten Zusammenhang.

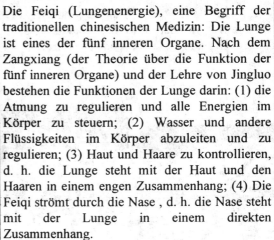

2. Wie der Hahn im Morgengrauen kräht und in Abenddämmerung ruht, soll man zeitig ins Bett gehen und früh aufstehen, so daß man sich in einer ruhigen und angenehmen Verfassung befindet.

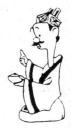

4. Das entspricht der Lehre von Erholung und der Shouqi im Herbst. Sonst wird die Feiqi geschädigt und man leidet im Winter unter Durchfall, so daß die Fähigkeit zur Vitalitätserhaltung im Winter abgeschwächt wird.

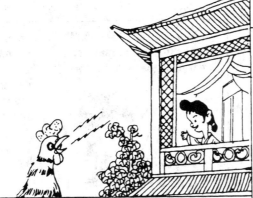

3. Um den Einfluß des trüben Herbstwetters auf den menschlichen Körper auszugleichen, soll man seine Shen Qi (Vitalität) zurückhalten, damit sie im Gleichgewicht bleibt.

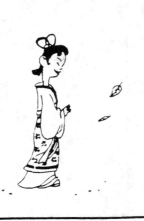

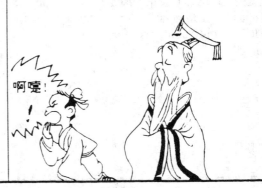

1. Die drei Wintermonate bilden die Jahreszeit, in der alles die Vitalität erhält. Deshalb sind Flüsse und Böden zugefroren.

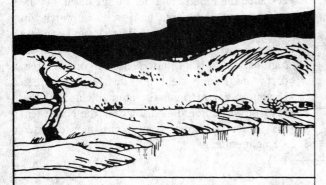

2. In dieser Jahreszeit darf man die Yangqi nicht stören, d. h., man soll früher ins Bett gehen und später aufstehen. Die Länge der Ruhezeit hängt vom Auf- und Untergang der Sonne ab.

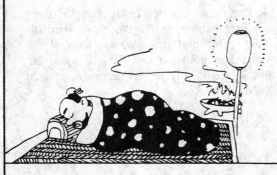

5. Das entspricht der Lehre über die Erholung im Winter und der Zang Qi (Erhaltung von Energie). Wenn man dieser Lehre zuwiderhandelt, schadet man seiner Shenqi und leidet im Frühjahr unter allgemeinem Kräfteverfall und Muskelschwund, so daß die Anpassungsfähigkeit zur Zunahme der Vitalität im Frühling reduziert wird.

Die Shenqi (Nierenenergie): ein Begriff der traditionellen chinesischen Medizin. Die Niere ist eines der fünf inneren Organe. Nach der Jingluo-Lehre bestehen die Funktionen der Niere darin: 1. Erhaltung der Shenjing, d. h. der Wachstums-, Entwicklungs- und Fortpflanzungsessenzen, welche die Grundlage der menschlichen Existenz bilden; 2. Steuerung von Wasser und Flüssigkeiten, d. h. das Wasser und die Flüssigkeiten im Körper zu regulieren und Abwässer abzuleiten.

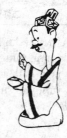

3. Man beruhigt seinen Willen; man soll in angenehmer Stimmung sein, als ob man sich einer unsagbar schönen persönlichen Liebschaft erfreuen würde.

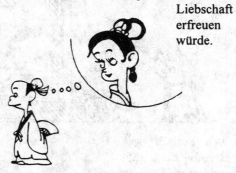

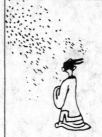

4. Man hütet sich vor strenger Kälte und zieht sich warm an; man soll dabei verhindern, daß ihm der Schweiß aus den Poren bricht und die erhaltene Yangqi beeinträchtigt wird.

Shaoyin-Krankheiten: ein Begriff der traditionellen chinesischen Medizin. Der Puls des Patienten ist schwach; der Patient ist schlafsüchtig und träge; er friert in den vier Gliedmaßen; der Stuhl ist dünn und das Yang wird durch Schwitzen erschöpft. Bei Yin-Mangel und Yang-Überfluß wird man unruhig und schlaflos, leidet unter Halsweh, Trockenheit des Mundes usw.

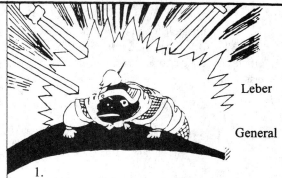

Leber

General

1.
Wenn man der Wetterlage des Frühlings zuwiderhandelt, kann sich das Shaoyang nicht entwickeln, so daß man wegen der übermäßigen Speicherung von der Ganqi innerlich krank wird.

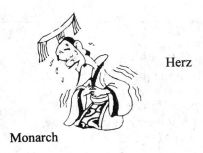

Herz

Monarch

2. Wenn man der Wetterlage des Sommers zuwiderhandelt, kann das Taiyang nicht wachsen, so daß es an der Xinqi (Herzenergie) mangelt.

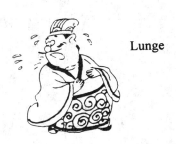

Lunge

Kanzler

3.
Wenn man der Wetterlage des Herbstes zuwiderhandelt, wird das Taiyin nicht zurückgezogen, so daß man aufgrund der Lungenlappenerkrankung durch die Lungenhitze unter Brustbeklemmung leidet.

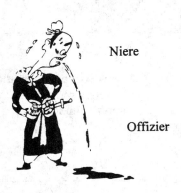

Niere

Offizier

Wenn man der Wetterlage des Winters zuwiderhandelt, kann die Shaoying nicht gespeichert werden, so daß sich die Shenqi (Nierenenergie) erschöpft.

Shaoyang-Krankheiten: ein Begriff der traditionellen chinesischen Medizin. Es kommt zu Schüttelfrost und -hitze, Brustbeklemmung, Appetitlosigkeit, Ruhelosigkeit, Erbrechen, Mundbitterkeit und -trockenheit, Schwindel, schwachem Puls usw.
Bemerkungen: Dem Taiyang, Shaoyang, Shaoyin und Taiyin entsprechen die Jahreszeiten Sommer, Frühling, Winter bzw. Herbst.

1. Die jahreszeitlichen Veränderungen von Yin und Yang sind die Grundlage, auf der alle Kreaturen wachsen und sich erhalten.

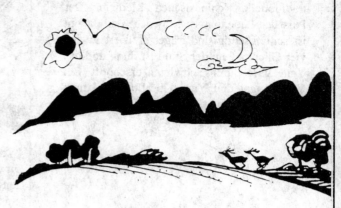

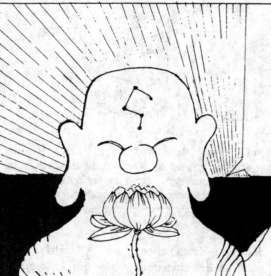

2. Deshalb pflegen die Weisen im Frühling und Sommer die Yangqi, im Herbst und Winter die Yinqi, um sich diesem Prinzip anzupassen. Folglich folgen sie wie alle Kreaturen dieser Gesetzmäßigkeit von Wachstum und Entwicklung.

3. Daher sagt man, daß die jahreszeitlichen Veränderungen von Yin und Yang die Grundlage für Wachstum, Alterung und Tod aller Kreaturen sind. Wer diesem Prinzip zuwiderhandelt, wird katastrophale Folgen nach sich ziehen.

5. Weise befolgen dieses Gesetz, während Narren ihm zuwiderhandeln.

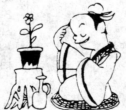

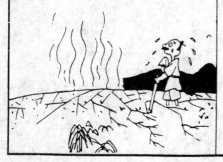

4. Wer es aber befolgt, wird nie krank. Dies ist das Gesetz der gesunden Lebensführung.

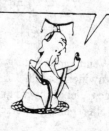

1. Eqi (ungesunde Substanz) bricht oft aus, wenn Winter und Regen anormal ist. Der Tau, der fallen soll, fällt dann nicht, so daß Gras und Bäume verdorren und ihre Blüten verlieren.

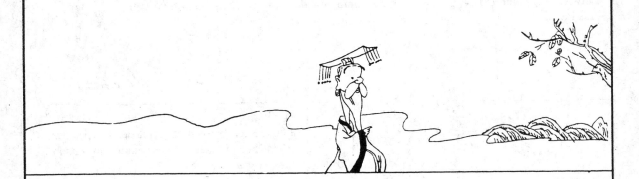

2. Oft treten ungesunder Ze Feng (krankeitserregender Wind) und Gewitter auf, und die Ordnung der vier Jahreszeiten gerät in ein Chaos, was die Gesetzmäßigkeit des Wachstums aller Kreaturen unterminiert, so daß sie viel zu frühzeitig sterben.

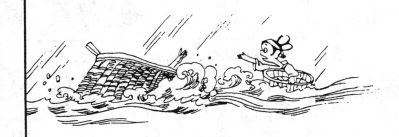

3. Nur Weise passen sich den Veränderungen der Natur an und achten auf ihre Gesundheitserhaltung. Deshalb leiden sie nie unter schweren Krankheiten. Wenn alle Kreaturen den Weg zur Gesundheitserhaltung beachten, erschöpft sich ihre Vitalität nie.

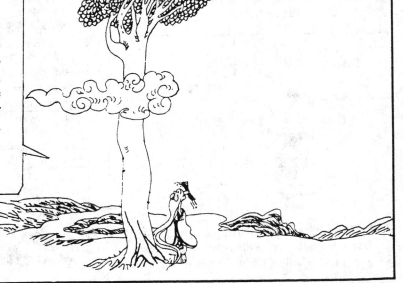

Yin und Yang, zwei Begriffe der chinesischen antiken Philosophie. Nach diesen Begriffen haben alle Dinge in der Natur zwei Seiten — Yin und Yang — die im Gegensatz zueinander und im Zusammenhang miteinander stehen und wechselseitig voneinander abhängig und durcheinander bedingt sind. Yin und Yang bewirken die Entwicklung aller Dinge. Dieses Prinzip kommt in der antiken Medizin öfters zum Ausdruck.

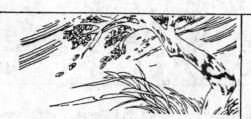

1. Wer sich Yin und Yang fügt, wird leben; wer ihnen zuwiderhandelt, wird sterben.

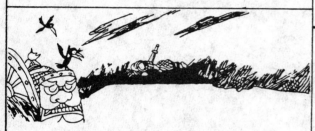

2. Wo dieses Prinzip befolgt wird, herrscht Frieden; wo ihm Widerstand geleistet wird, wird ein Chaos entstehen.

Du...

Das Baby ist gerade geimpft worden.

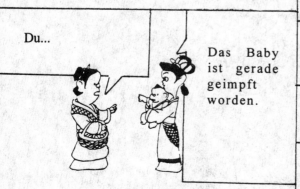

3. Deshalb legt ein weitsichtiger Mensch das Gewicht auf vorbeugende Maßnahmen gegen Krankheiten, nicht auf deren Heilung.

4. Wenn man die Ungehorsamkeit als Fügsamkeit betrachtet, gerät der Körper des Menschen zu seiner Umgebung in einem Gegensatz.

Trink doch!

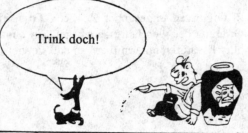

5. Auch bei der Verwaltung eines Staates soll man im voraus Unruhen verhindern und nicht etwa Maßnahmen zur Überwindung der Unruhen studieren, wenn es zu Unruhen gekommen ist.

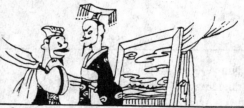

6. Wenn man unter einer Krankheit leidet und dann den Arzt besucht, und wenn Kriegswirren entstehen, die dann unterdrückt werden müssen, bedeutet dies...

Ich will einen Brunnen bohren, um meinen Durst zu löschen.

Der Feind ist in die Stadt eingedrungen!

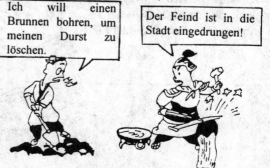

Das dritte Kapitel: Die Anpassung der Yangqi im menschlichen Körper an die Natur

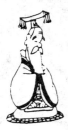

Sanyin und *Sanyang*: Mit *Sanyin* sind im allgemeinen die drei Yinkanäle *Taiyin*, *Shaoyin* und *Jueyin* gemeint, mit *Sanyang* die drei Yangkanäle *Taiyang*, *Yangming* und *Shaoyang*. Bei der Diagnose sind *Sanyin und Sanyang* homolog. *Sanyin* stehen mit dem Inneren und *Wuzang* (Herz, Leber, Milz, Lunge und Nieren) im Zusammenhang und *Sanyang* mit der Oberfläche und den *Liufu* (Magen, Galle, Sanjiao, Harnblase, Dickdarm und Dünndarm).

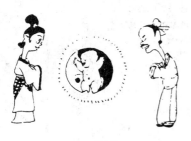

1. Seit jeher ist der Mensch eng mit der Natur verbunden. Die Grundlage für das Leben bildet *Yin und Yang*.

2. Dies gilt für alles, was im Himmel und auf der Erde vorhanden ist.

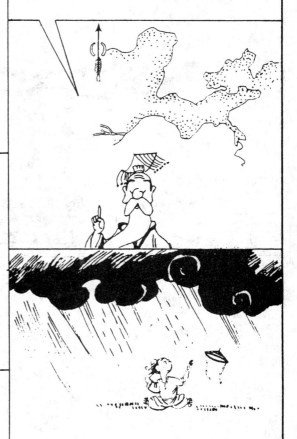

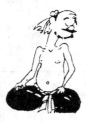

3. Die neun Öffnungen am Körper (zwei Augen, zwei Ohren, zwei Nasenlöchern, ein Mund, eine Kehle und ein Gurgel), die Wuzang und die 12 Gelenke stehen mit dem Wetter in Zusammenhang.

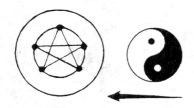

4. Aus Yin und Yang am Himmel entstehen die fünf Elemente (Holz, Feuer, Erde, Metall und Wasser) auf der Erde; die fünf Elemente entsprechen Sanyin und Sanyang am Himmel.

5. Wenn man gegen diese Gesetzmäßigkeit der Anpassung zwischen Himmel, Erde und Menschen öfters verstößt, wird die Gesundheit durch die Xieqi geschädigt und die Grundlage des Lebens ruiniert wird.

Die Yangqi, ein Begriff der traditionellen chinesischen Mediz in: Sie hat die Funktionen der Ernährung und der Erhaltung der Gewebe und Organe im Körper, stärkt und schützt zudem den Körper. Mit der Yangqi ist der ganze Körper erfüllt.

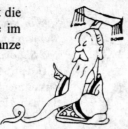

1. Die Yangqi im Körper ist wie die Sonne am Himmel. Wenn die Sonne anormal ist, kann es kein Leben geben.

2. Wenn die Yangqi im menschlichen Körper anormal ist, stirbt man vorzeitig.

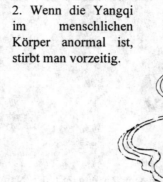

3. Deshalb ist bei der Bewegung des Himmels das Sonnenlicht am wichtigsten.

4. Die Yangqi soll den Ober- und Unterleib schützen.

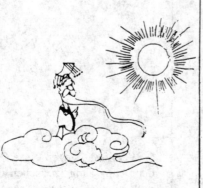

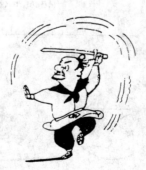

Qixu (Mangel an Lebenskraft), ein Begriff der traditionellen chinesischen Medizin: Damit ist im allgemeinen der Mangel an Zhongqi (mittlere Energie) oder eine Schwäche der Yuanqi (ursprüngliche Energie) gemeint, z. B. Verdauungsstörungen, Verletzung der Milz durch Übermüdung, Verletzung von der Zhongqi, Mattigkeit der Glieder und Appetitlosigkeit. Bei der Erschöpfung der Yuanqi hat man unter Schwindelgefühl, Keuchen und Kreuzschmerzen. All dies tritt oft bei Qixu der inneren Organe auf.

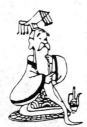

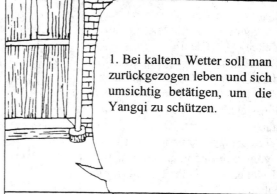

1. Bei kaltem Wetter soll man zurückgezogen leben und sich umsichtig betätigen, um die Yangqi zu schützen.

Du bist betrunken...

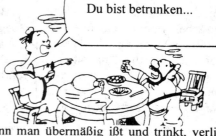

2. Wenn man übermäßig ißt und trinkt, verliert man einen Teil seiner Lebenskraft, so daß die Yangqi nicht erhalten und konsolidiert werden kann.

3. Infolge von Verletzungen durch die Sommerhitze schnauft man vor Anstrengung und Unruhe, als wäre man von ungesunden Elementen der Sommerhitze befallen...

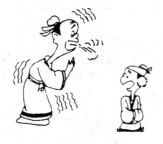

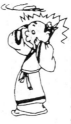

5. Wenn man von den ungesunden Elementen der Feuchtigkeit befallen wird, bekommt man Kopfblähung; wenn sie nicht rechtzeitig beseitigt werden, werden die Muskeln verletzt, was zu Krämpfen führt.

4. Man wird zwar nicht unruhig, aber schwatzhaft, unter hohem Fieber leiden; man schwitzt, damit das Fieber nachläßt. All dies hat mit Verletzungen durch Sommerhitze zu tun.

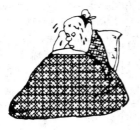

6. Qixu kann zu Wassersucht führen, so daß die Glieder wechselweise wassersüchtig werden; auch dies ist ein Symptom bei geschwächter Yangqi.

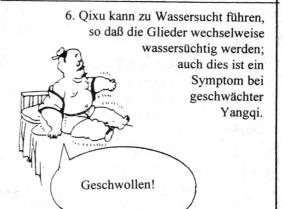

Geschwollen!

Jianjue (Namen für den Jue-Symptom-Komplex in alten Zeiten). Damit ist die Bewußtlosigkeit gemeint, die durch das Fieber in dem Zhenyang (Materialien und Flüssigkeiten in den Nieren) und auch durch seelische Verletzungen verursacht wird. Die Symptome sind u. a. Ohrensausen, Taubheit, Blindheit, plötzliche Ohnmacht.

Baojue (Namen für den Schwäche-Symptom-Komplex in alten Zeiten). Sie wird durch Wut verursacht, die die Vitalität und das Blut in Aufrühr bringen. Die Hauptsymptome sind Kopfschmerzen, Schwindel, usw.

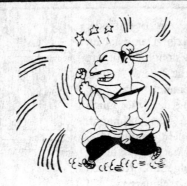

2. Wenn dieser Fall sich öfters wiederholt, wird man in der Hitze des Sommers in Jianjue fallen.

1. Bei Übermüdung wird die Yangqi zu stark in Anspruch genommen, was zur Erschöpfung von Yin-Essenzen führt.

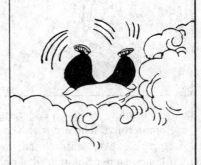

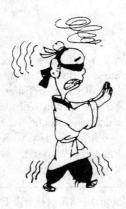

4. Wenn ein Damm bricht, gibt es kein Halten mehr.

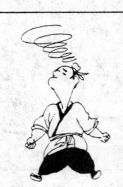

3. Die wichtigen Symptome sind u. a. Blindheit und Verschwommenheit, der Zustand des Patienten ist kritisch.

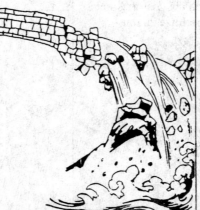

5. Die Yangqi im Körper wird durch Wut gestört, was Jin und Luo (die Kanäle) sperrt und zu Blutstau führt. Die Blutstauung im Kopf führt zu einer Ohnmacht, die Baojue genannt wird.

Pianku (Hemiplegie oder einseitige Lähmung), ein Begriff der traditionellen chinesischen Medizin: Es handelt sich darum, daß eine Seite des Körpers gelähmt ist. Diese Krankheit, eine Folge eines Schlaganfalls, wird meistens durch den Mangel an Qi (Vitalität) und Blut, durch Unternährung und Schwächung der Abwehrkräfte sowie durch Eindringen von Wind und Schleim in die Luo (Kanäle) verursacht. Bei dieser Krankheit sollen Jing und Luo stimuliert werden, und eine Aktivierung der Qi und des Blutkreislaufs in Verbindung der Akupunktur ist angebracht.

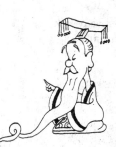

1. Der Muskel erschlafft durch Verletzungen, und die Bewegungen werden nicht mehr vom Willen beherrscht.

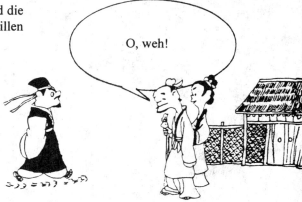

O, weh!

2. Wer nur an einer Seite schwitzt, leidet an Pianku.

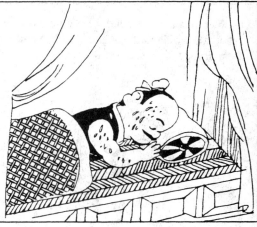

Ungesunde Elemente der Feuchtigkeit

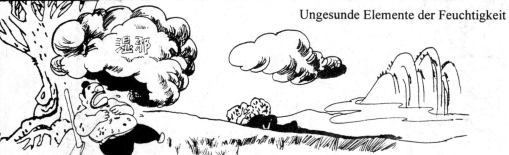

3. Wenn man nach dem Schwitzen von ungesunden Elementen der Feuchtigkeit befallen wird, kommt es zu Furunkeln und Frieselfieber.

4. Wer zu viel Fettes und Scharfes ißt, leidet leicht an Furunkeln.

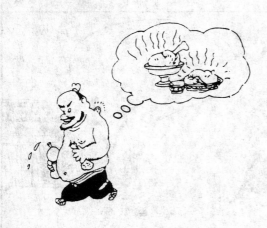

5. Er nimmt die Krankheiten wie ein leerer Behälter auf.

Brüder, das Ziel ist gefunden. Wer geht?

Ich gehe!

Alle gehen!

Krankheitserreger

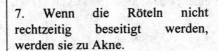

6. Wer nach Feierabend im Wind steht und schwitzt, wo ihm die Kälte durch Mark und Bein dringt, fängt sich oft Röteln ein.

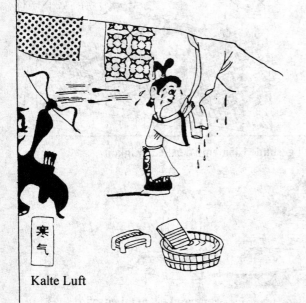

Kalte Luft

7. Wenn die Röteln nicht rechtzeitig beseitigt werden, werden sie zu Akne.

Ah! Wie schrecklich!

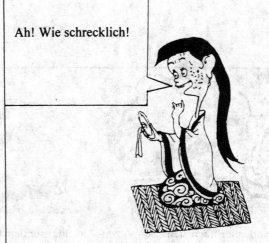

Die Yingqi (Energie aus Nahrung oder konstruktive Energie): ein Begriff der traditionellen chinesischen Medizin. Aus Wasser und Nahrung entsteht die Jingqi, die den Blutkreislauf fördert und die inneren Organe und Gewebe ernährt.

1. Die Funktion der Yangqi ist es, Nahrung zu Nährstoffen zu raffinieren und die Lebensaktivitäten zu erhalten; die sanfte Energie stärkt den Muskel.

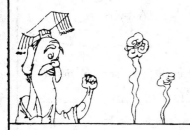

2. Wenn das Öffnen und Schließen der Schweißporen gestört werden, dringt Kälte ein und wird die Yangqi verletzt, verlieren die Muskeln an Wärme und Nahrung und sich der Körper versteift.

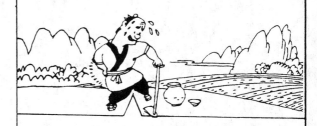

Ach, erkältet!

3. Die Kälte dringt in den Blutkreislauf ein, so daß er verstopft wird und Fisteln entstehen; wenn die Fisteln im Muskel liegen, können sie auf lange Zeit nicht beseitigt werden.

Ah, mein Gott, tut das weh!

Au Backe!

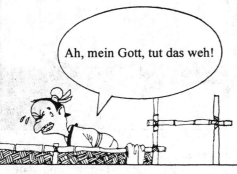

4. Wenn die Kälte über den Akupunkturpunkt Yu eindringt und auf die inneren Organe drückt, wird man von Schreck ergriffen.

5. Die Yingqi läuft eigentlich entlang der Kanäle. Wenn die Kälte darin eindringt, kann die Yingqi nicht auf den ursprünglichen Wegen entlanglaufen. Dadurch enstehen Karbunkel.

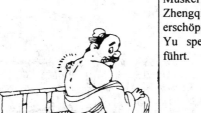

6. Wenn man schwitzt, körperlich und seelisch erschlafft ist und von Wind und Kälte befallen wird, bleibt der Schweiß zwischen Muskel und Haut, wird die Zhengqi von der Xieqi erschöpft, was den Akupunkt Yu sperrt und zu Malaria führt.

Ach!
Ich bin erkältet.

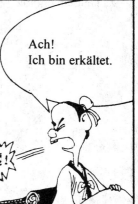

啊嚏！

Fengxie (pathogener Wind): ein Begriff der traditionellen chinesischen Medizin. Eine der sechs Übermäßigkeiten (Liuyin: Wind, Kälte, Sommerhitze, Feuchtigkeit, Dürre und Feuer). Da der pathogene Wind zu Yang gehört, überfällt er meistens die Obenfläche des Körpers. Klinischen Erfahrungen zufolge sind die Symptome meistens Kopfschmerzen, Fieberfrost und Fieber, Schweiß, wandernde Schmerzen in allen Gliedern und Juckenreiz.

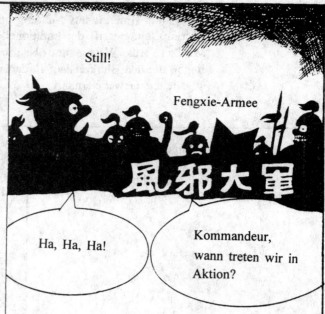

1. Fengxie ist ein primärer Faktor, der zu vielen Krankheiten führen kann.

2. Wenn der Wille unerschütterlich und die Yangqi dicht und fest ist, besitzen Muskeln und Haut starke Abwehrkräfte. Man wird nicht von pathogenem Wind überfallen, wie stark er auch sein mag.

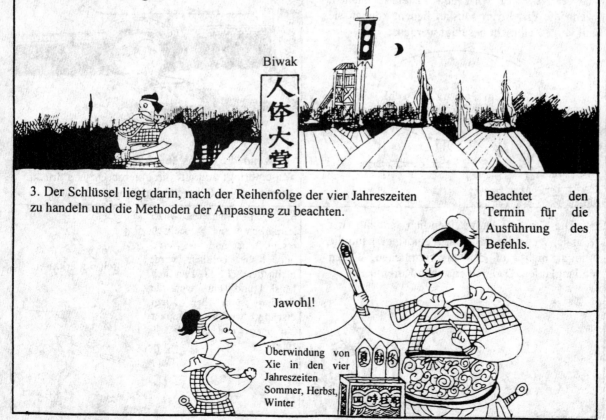

3. Der Schlüssel liegt darin, nach der Reihenfolge der vier Jahreszeiten zu handeln und die Methoden der Anpassung zu beachten.

Die Yangqi (positive Energie): Sie ist der Yinqi entgegengesetzt. Sie bezieht sie sich auf Funktion, auf die Qi (Energie) der sechs Fu, auf die Weiqi und auf die aufwärtsströmende und starke Energie.

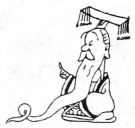

1. Wenn Bianxie (krankheiterregende Faktoren) lange bleiben, können sie in den Körper eindringen und sich verändern; dann tritt eine Phase ein, in der die Yangqi nicht strömt; selbst gute Ärzte sind dann ratlos.

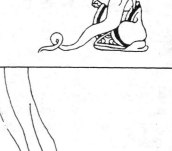

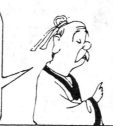

Warum ist Ihr Angehöriger nicht früher zum Arzt gegangen?.

2. Die Aufhäufung von der Yangqi kann den Tod verursachen, weil sie sich staut. Dann muß der Patient mit dem Verfahren des Abführens geheilt werden.

Läßt den General Kronton sofort den Paß durchstoßen!

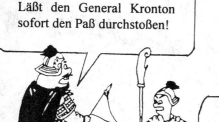

Jawohl!

3. Wenn man nicht rechtzeitig behandelt wird oder einen schlechten Arzt hat, gerät man in Lebensgefahr.
Ginseng   Hirschgeweihsprossen
Chinesische Engelwurz   Tragant
Schimmerndes Ganoderma
Er braucht Stärkung.

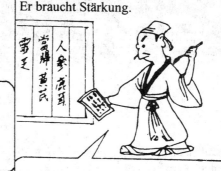

Der Patient muß mit Stärkungsmitteln seine Gesundheit wieder herstellen.

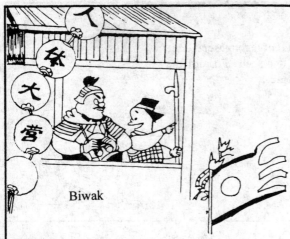

Biwak

4. Im Morgengrauen beginnt die Yangqi, sich an der körperlichen Oberfläche zu arbeiten. Sie schützt am Tag vor allem die körperliche Oberfläche.

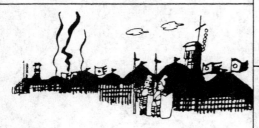

6. Kurz vor Sonnenuntergang geht die Yangqi allmählich zurück und die Schweißporen schließen sich.

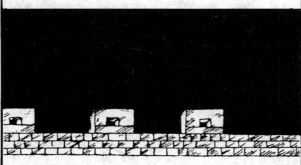

7. Deshalb soll man am Abend ruhen, damit die Yangqi erhalten werden kann; die Haut wird wie eine Tür verriegelt, Muskeln und Knochen werden nicht gestört und vor Nebel und Tau geschützt.

5. Am Mittag erreicht diese Aktivität ihren Höhepunkt.

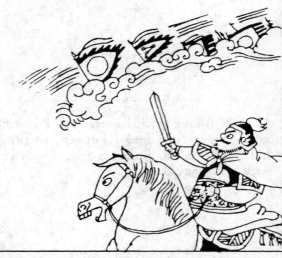

8. Wenn man zu diesen drei Zeitpunkten gegen die Gesetzmäßigkeiten der Yangqi verstößt, wird der Körper von der Xieqi befallen.

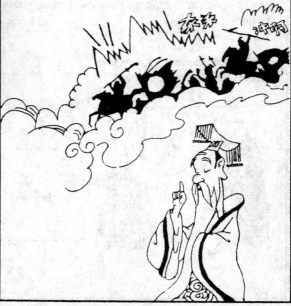

Wuxing (fünf Elemente): Damit sind die fünf Elemente gemeint: Metall, Holz, Wasser, Erde und Feuer. Im Altertum versuchten chinesische Denker, durch diese fünf Elemente den Ursprung aller Kreaturen in der Welt und die Einheit in der Mannigfaltigkeit zu erklären.

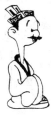

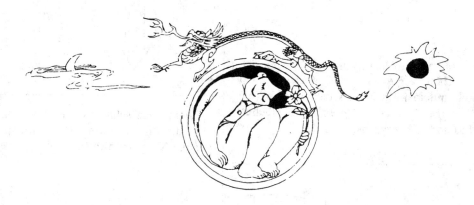

1. Qi Bai sagt: Yin speichert die Jingqi im Körper und ist die Quelle der Lebenskraft; das Yang schützt die Oberfläche und kann Haut und Muskeln befestigen.

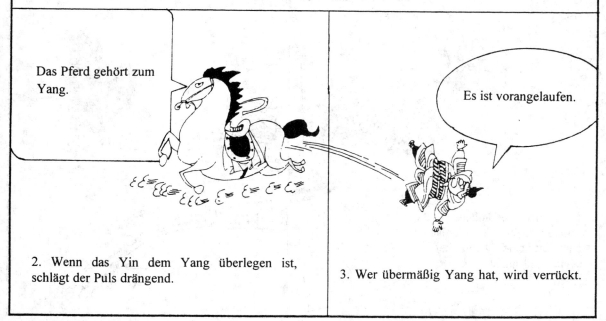

Das Pferd gehört zum Yang.

Es ist vorangelaufen.

2. Wenn das Yin dem Yang überlegen ist, schlägt der Puls drängend.

3. Wer übermäßig Yang hat, wird verrückt.

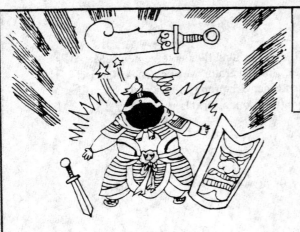

5. Deshalb versteht es ein Weiser, der Yin und Yang zu beherrschen und sie auf ihren Posten zu setzen, so daß die Muskeln und Blutgefäße störungsfrei und Knochen und Mark fest sind und die Qi und das Blut auf dem ursprünglichen Weg laufen.

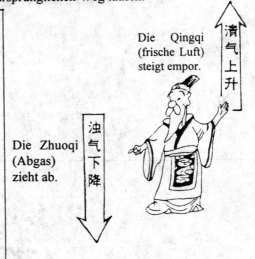

Die Qingqi (frische Luft) steigt empor.

清气上升

Die Zhuoqi (Abgas) zieht ab.

浊气下降

4. Wenn die Yangqi der Yinqi unterlegen ist, stimmen sich Energie und die Wuzang nicht harmonisch miteinander ab, so daß Jiuqiao (die neun Öffnungen: Augen, Ohren, Nasenlöcher, Mund, Hals und Kehle) gesperrt werden.

7. Wenn man scharfe Ohren und Augen hat, läuft die Zhenqi normal und wird man nicht von der Xieqi überfallen.

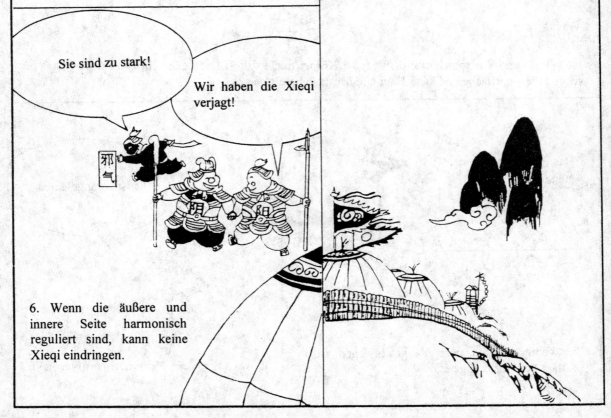

Sie sind zu stark!

Wir haben die Xieqi verjagt!

6. Wenn die äußere und innere Seite harmonisch reguliert sind, kann keine Xieqi eindringen.

Jingxue (Essenz und Blut): Beide sind zwei sichtbare Materialien, die zur Yin-Kategorie gehören. Deshalb werden sie in der traditionellen chinesischen Medizin gleichgestellt. Essenz und Blut werden durch Milz und Magen aus Nahrung erworben und stehen in einem engen Zusammenhang; sie blühen und verderben gleichzeitig. Da Blut in der Leber und Essenz in den Nieren gespeichert werden, werden Krankheiten, die durch Essenz- und Blutmangel verursacht sind, meistens durch die Kräftigung von Leber und Nieren behandelt.

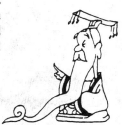

1. Wenn die Fengxie in den Körper eindringt, wird es sich allmählich in Fieber umwandeln.

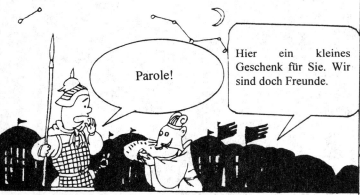

Parole!

Hier ein kleines Geschenk für Sie. Wir sind doch Freunde.

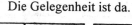

Die Gelegenheit ist da.

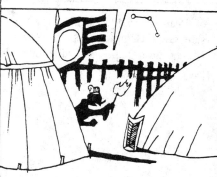

2. Jingxue wird erschöpft, wenn die Leber von der Xieqi überfallen wird.

3. Da die Leber das Blut speichert, wird sie bei Verlust an Qingxue nicht ernährt.

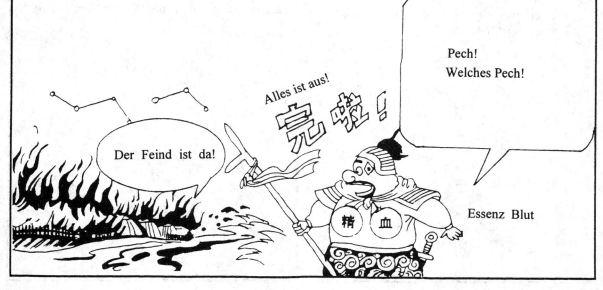

Der Feind ist da!

Alles ist aus!

Pech!
Welches Pech!

Essenz Blut

4. Wenn man sich zu satt ißt, wird den Muskeln und den Blutgefäßen zwischen den Därmen und dem Magen durch die Völlerei Schaden zugefügt.

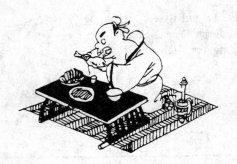

5. So kommt es zu schleimigem und dünnflüssigem Stuhlgang, Blutstuhl oder Hämorrhoiden.

Ist die Toilette geschlossen?

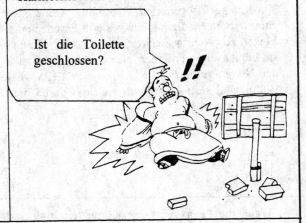

6. Wer übermäßig trinkt, kann man keinen schweren Behälter heben. Sonst wird die Nierenvitalität und das Taillendreieck verletzt.

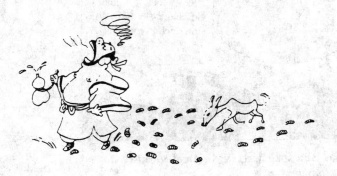

7. Wenn man eine über die eigenen Kräfte gehende Arbeit übernimmt,

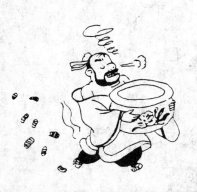

8. dann leidet die Shenqi (Vitalität von Niere).

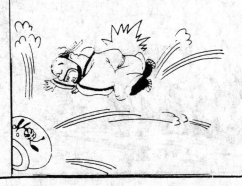

Yin und Yang: entgegengesetzte Prinzipien in der chinesischen Phisolophie. Die ursprüngliche Bedeutung von Yin und Yang bezieht sich auf die Himmelsrichtung: Was auf die Sonne gerichtet ist, ist Yang; was mit dem Rücken zur Sonne steht, ist Yin. Im übertragenen Sinn werden diese beiden Begriffe seit jeher für das Wetter gebraucht. Die antiken Denker beobachteten, daß alles eine Vorder- und eine Rückseite hat. So stellten sie durch diese beiden Begriffe zwei materielle Kräfte dar, die in entgegengesetzter Richtung zu- und abnehmen.

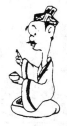

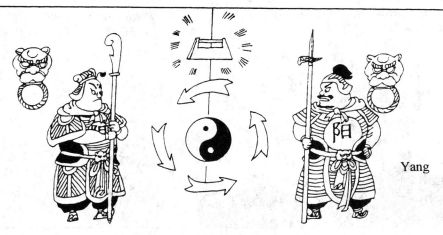

Yang

1. Yin und Yang spielen eine Hauptrolle in der Befestigung der inneren Organe durch die Yinqi und im Schutz der körperlichen Oberfläche.

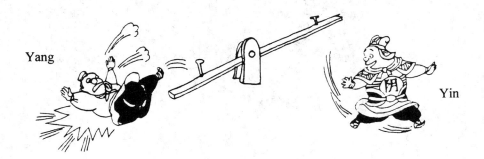

Yang

Yin

2. Der Verlust des Gleichgewichts von Yin und Yang ist wie ein Frühjahr ohne Herbst, ein Winter ohne Sommer.

3. Deshalb ist die Herstellung des Gleichgewichts zwischen Yin und Yang der beste Weg zur Gesundheiterhaltung.

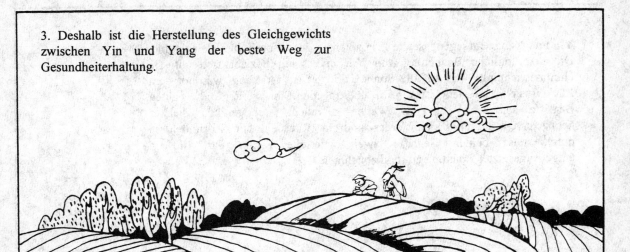

4. Bei der übermäßigen Yangqi geht die Yinqi verloren und erschöpft sich.

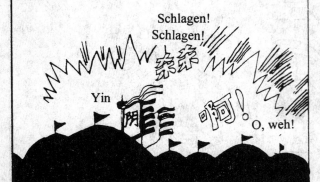

Schlagen!
Schlagen!
Yin
O, weh!

5. Wenn die Yinqi gemäßigt, die Yangqi fest und dicht ist, ist der Geist normal.

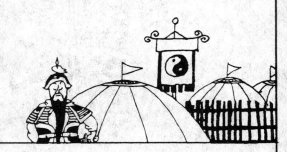

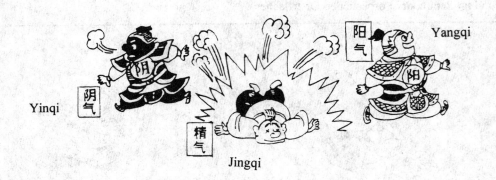

Yinqi
Yangqi
Jingqi

6. Wenn die Yinqi und Yangqi voneinander getrennt werden, wird die Jingqi (Lebenskraft) erschöpft.

Piqi (Aktivität von Milz): ein Begriff der traditionellen chinesischen Medizin. Die Milz ist eines der fünf inneren Organe. Nach dem Bild der inneren Organe und der Jinluo-Lehre bestehen die Funktionen der Milz darin: 1. Sie transportiert und verarbeitet Wasser und Nahrungsmittel sowie Jingwei (Nährstoffe) und Flüssigkeiten; 2. Sie beherrscht das Blut, d. h., sie nimmt einheitlich Blut auf; 3. Sie kontrolliert Muskeln und Glieder; 4. Sie verbindet die Piqi mit dem Mund, d. h. sie steht in einem inneren Zusammenhang mit dem Mund.

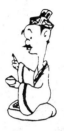

1. Yinjing (Yin-Essenz) kommt aus den Wuwei (fünf Geschmackempfindungen): sauer, süß, bitter, scharf und salzig. Aber die fünf inneren Organe, die Nährstoffe speichern, werden durch übermäßigen Genuß von Wuwei verletzt.

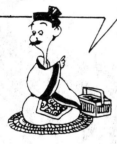

Diagramm für die wechselseitige Förderung und Beschränkung von Wuwei

Bitter Herz (Feuer)

Sauer Leber (Holz)

Erde Milz (Erde)

Salzig Niere (Wasser)

Scharf Lunge (Metall)

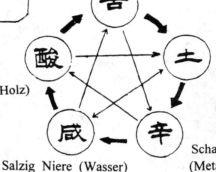

2. Ißt man zu Saures, wird die Ganqi übermäßig wachsen und aber die Piqi erschöpft.

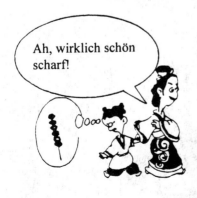

Ah, wirklich schön scharf!

3. Wenn man übermäßig Salziges ißt, werden die Beine verletzt, die Muskeln schrumpfen und die Stimmung absinken.

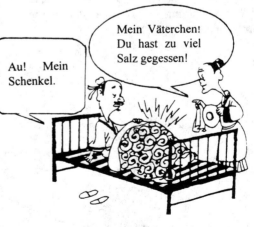

Au! Mein Schenkel.

Mein Väterchen! Du hast zu viel Salz gegessen!

4. Wer übermäßig Süßigkeiten ißt, wird bedrückt und unruhig; das Gesicht wird schwarz und das Gleichgewicht von der Shenqi wird gestört.

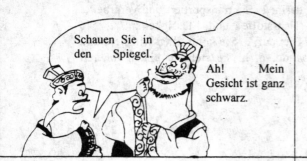

5. Wenn man übermäßig Bitteres ißt, wird die Piqi behindert, die Verdauung gestört, und man hat ein Völlegefühl im Magen.

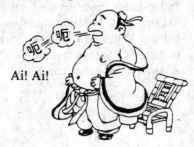

6. Wenn man zu viel Scharfes ißt, werden Muskeln und Blutgefäße geschädigt; gleichzeitig wird der Geist verletzt.

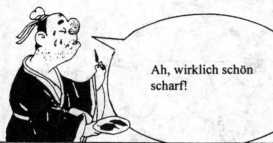

7. Deshalb soll man das Gleichgewicht zwischen den fünf Geschmäckern beachten, um das Skelett zu stärken, die Muskeln geschmeidig zu machen, die Qi und das Blut reibungslos umlaufen zu lassen, die Furchen in Haut und Muskeln und Blutgefäße schließen, damit die Knochen fest und stark werden. Wenn man dieses Verfahren für Gesundheitserhaltung strikt beachtet, kann man lange in Gesundheit leben.

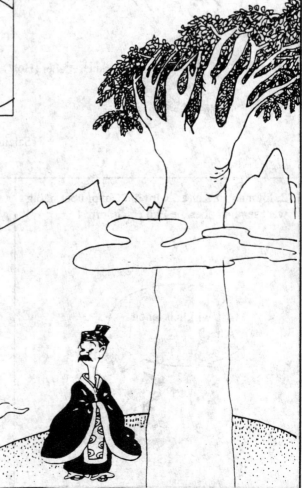

Das vierte Kapitel: Wichtige Meinungen

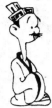

Unsere Vorfahren faßten die komplizierten und mannigfaltigen Naturerscheinungen in das Prinzip wechselseitige Förderung und Beschränkung zusammen, was sie durch die Wuxing (die fünf Elemente: Metall, Holz, Wasser, Feuer und Erde) veranschaulichten, so daß sich diese wechselseitigen Beziehungen zwischen Fördernden und Geförderten, Beschränkenden und Beschränkten noch genau zeigen.

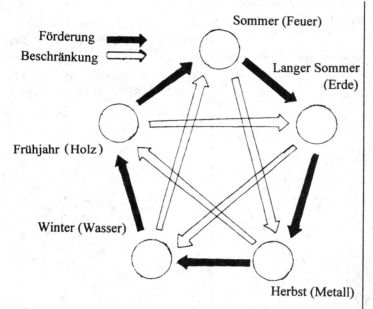

Die Harmonie von Wuxing macht den Menschen gesund. Wenn ein Element nicht in Ordnung ist, fühlt man sich nicht wohl.

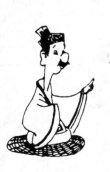

Unsere Vorfahren erläuterten den Einfluß des Wetters auf die inneren Organe nach der Beziehung zwischen den vier Jahreszeiten und den fünf Elementen, nämlich Frühjahr -- Holz, Sommer -- Feuer, Langer Sommer -- Erde, Herbst -- Metall und Winter -- Wasser.

Das fünfte Kapitel: Erläuterung der natürlichen Erscheinungen mit Hilfe von der Theorie über Yang und Yin

Zao (Trockenheit): 1. Einer von Liuyin (die sechs krankheitserregenden Faktoren: Wind, Kälte, Hitze, Nässe, Feuchtigkeit und Feuer), Krankheitsursachen der traditionellen chinesischen Medizin. 2. Ein Ausdruck des Symptoms, das sich aus der Erschöpfung der Körperflüssigkeiten ergibt, nämlich innere Trockenheit.

Han (Kälte): Einer von Liuyin, gehört zu Yinxie (krankheitserregende Faktoren mit Yin-Charakter), verletzt leicht die Yangqi. Hanxie (pathogene Kälte) überfällt von außen, kämpft mit der Weiqi (Lebensenergie zur Abwehr); dann kann die Yangqi nicht abgeführt werden, so daß man unter Schüttelfrost leidet, fiebert, aber nicht schwitzt usw.

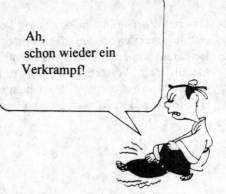

Ah, schon wieder ein Verkrampf!

1. Wer vom pathogenen Wind überfallen wird, verkrampft sich und zittert.

2. Die übermäßige Hitze kann zu Rötungen und Schwellungen führen.

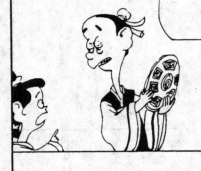

Ja, rot und geschwollen.

3. Die zu starke Caoqi (pathogene Trockenheit) kann Dürre verursachen.

Der ist nicht dick, sondern wassersüchtig.

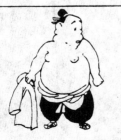

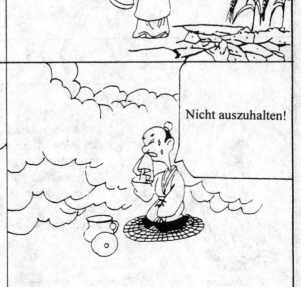

Nicht auszuhalten!

4. Die übermäßige Kälte kann zur Wassersucht führen.

5. Die übermäßige Feuchtigkeit kann zu Durchfall führen.

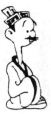

Die Yinqi, das Gegenstück zur Yangqi, bezieht sich im weiten Sinn auf die Kehrseite aller Dinge, deren beide Seiten einander entgegengesetzt sind, die aber auch zusammengehören.

1. In der Natur wechseln sich die Jahreszeiten ab: Frühjahr, Sommer, Herbst und Winter; dazu kommen die Veränderungen von Metall, Holz, Wasser, Feuer und Erde. Daraus ergeben sich die Wetterphänomene: Kälte, Hitze, Trockenheit, Feuchtigkeit und Wind, die alle Kreaturen in der Natur beeinflussen und die die Gesetzmäßigkeiten für Entstehung, Wachsen, Veränderung, Ernte und Speichern bewirken.

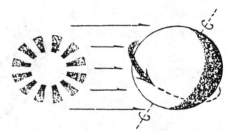

Erdrotation Tag und Nacht

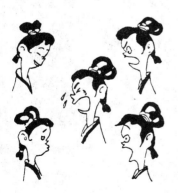

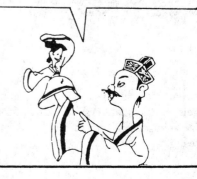

3. Jeder will die Aufmerksamkeit auf sich ziehen.

2. Der Mensch hat fünf innere Organe, deren Qi (Lebenskraft) sich in die fünf Gemütsregungen (Wuzhi -- Freude, Zorn, Trauer, Sorge und Angst --) umwandelt.

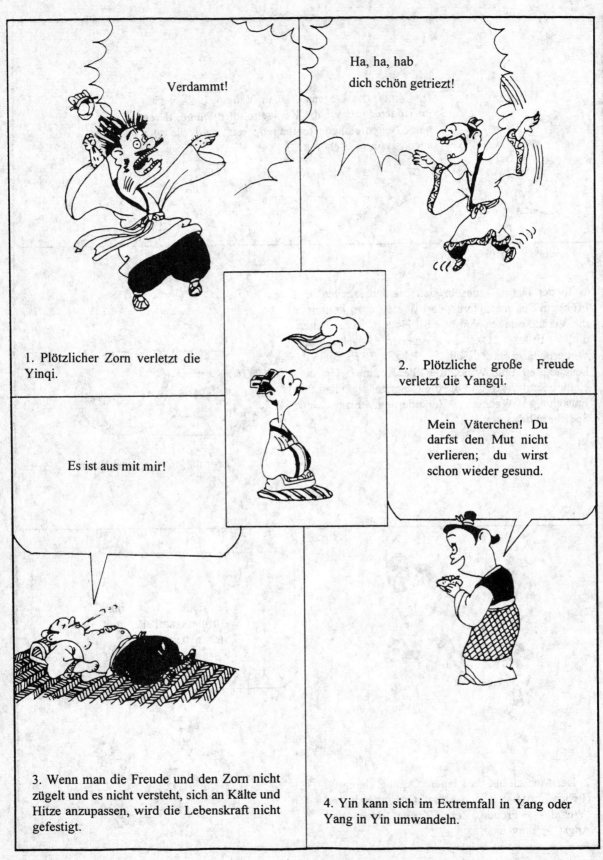

1. Plötzlicher Zorn verletzt die Yinqi.

2. Plötzliche große Freude verletzt die Yangqi.

3. Wenn man die Freude und den Zorn nicht zügelt und es nicht versteht, sich an Kälte und Hitze anzupassen, wird die Lebenskraft nicht gefestigt.

4. Yin kann sich im Extremfall in Yang oder Yang in Yin umwandeln.

Qi (vitale Energie) und Xue (Blutbeschaffenheit) beziehen sich hier auf die Aktivitäten der Funktionen des menschlichen Körpers. Die beiden liegen einander gegenüber, hängen voneinander ab und beeinflussen einander. Qi ist der Kommandant der Xue, Xue ist die Mutter der Qi. Wenn Qi läuft, läuft Xue, Wenn Qi auf Hindernisse stoßt, gerinnt Xue. Xue kann Qi erzeugen. Qi kann die Xue kommandieren. Qi und Xue laufen in den Kanälen und ernähren die inneren Organe und den ganzen Körper.

1. Himmel und Erde befinden sich auf und unter allen Dingen in der Welt. Yin und Yang verhalten sich zueinander wie Xue und Qi oder Mann und Frau.

2. Von Charakter her ist das Wasser kalt, das Feuer heiß. Das ist ein Symbol für Yin und Yang.

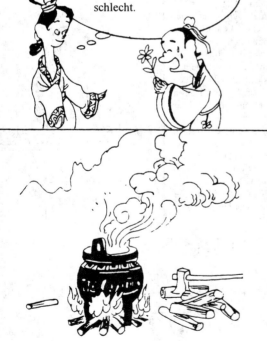

Er sieht zwar etwas einfältig aus, aber behandelt mich nicht schlecht.

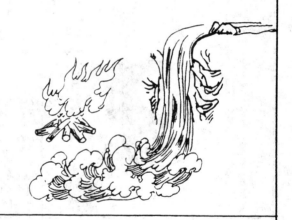

4. Yin, existierend im Inneren, ist die Basis von Yang; Yang, existierend im Äußeren, ist die Betätigung von Yin.

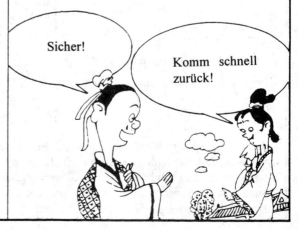

Sicher!

Komm schnell zurück!

3. Deshalb kann man sagen: Yin und Yang funktionieren im Zusammenspiel miteinander.

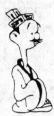

Qisun und Bayi: Seit alters gibt es darüber unter den Ärzten keine einheitliche Ansicht. Aber im allgemeinen Sinne wird gefordert, daß Männer und Frauen je nach Lebensalter eine gesunde Lebensführung beherzigen und nicht ausschweifend leben, um vorzeitige Vergreisung zu verhüten.

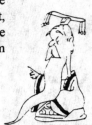

1. Huangdi fragt: Was ist die Methode zur Regulierung von Yin und Yang?

3. Für Frauen ist Qi (sieben) ein Zeichen für die Regelmäßigkeit des Lebensprozesses. Die Menstruation soll regelmäßig kommen, dies wird deshalb Sun genannt. Für Männer ist Ba (acht) ein Zeichen für Regelmäßigkeit des Lebensprozesses. Die Jingqi soll voll sein, dies wird Yi genannt.

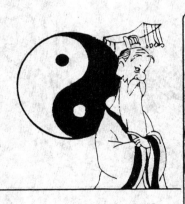

„Qisun" (Insufficiency of Seven) bezieht sich auf ein normales physiologisches Phänomen, daß viele Frauen im Alter von 14 Jahren (zwei mal sieben) mit der Menstruation bekommen und das sich danach monatlich wiederholt. Diese Blutungen sind normal und müssen nicht medikamentös behandelt werden, deshalb heißen sie Qisun. Mit „Bayi" (Tonification of Eight) ist gemeint: Da Männer im allgemeinen im Alter von 16 Jahren (zwei mal acht) den ersten Samenerguß haben, soll die Samenflüssigkeit eher bewahrt werden als sich zu ergießen. Wenn zu viel Flüssigkeit abgegeben wird, muß sie durch Medikamente wiederhergestellt werden. Deshalb heißt es „Bayi".

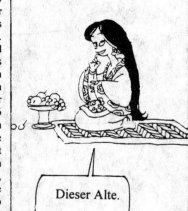

Dieser Alte.

Was bedeuten „Qisun" und „Bayi"?

2. Qi Bo antwortet: Wenn man um die Bedeutung von Qisun und Bayi für die Gesunderhaltung weiß, können dann Yin und Yang im Körper reguliert werden. Wenn man diese nicht versteht, tritt vorzeitige Vergreisung ein.

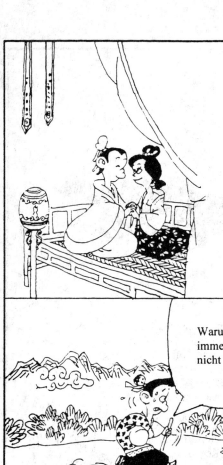

4. Der Hauptgeist von Qisun und Bayi ist die Förderung der Jingqi, die Sammlung des Blutes und der vitalen Energie, die Füllung der Jingqi und die Koordination von Yin und Yang.

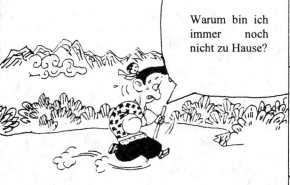

Warum bin ich immer noch nicht zu Hause?

Du gibst auf deinen Körper nicht genügend acht.

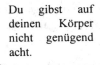

5. Wer es nicht versteht, sich zu erholen, fühlt sich oft müde.

6. Wer es versteht, sich zu entspannen, fühlt sich voller Energie.

Großvater, Sie befinden sich in ausgezeichneter körperlicher Verfassung.

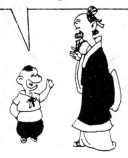

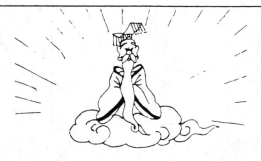

7. Bei voller Energie hat man scharfe Augen und Ohren und einen gesunden Körper. Sogar bis ins hohe Alter kann man die Gesundheit erhalten.

8. Deshalb können rationale und optimistische Menschen frisch und entspannt sein und glücklich leben. Das ist eine wichtige Verfassung für die Gesunderhaltung.

Couli (Furche der Haut, des Muskels usw.), ein Begriff der traditionellen chinesischen Medizin, auch Jueleng oder Nileng genannt, bedeutet die Kälte der vier Glieder; man unterscheidet dabei Hanjue und Rejue.

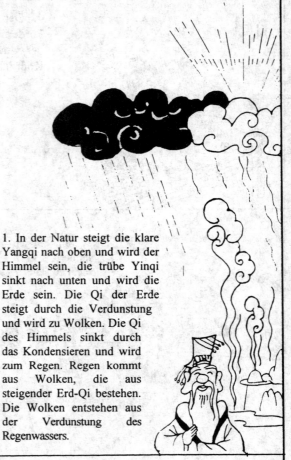

1. In der Natur steigt die klare Yangqi nach oben und wird der Himmel sein, die trübe Yinqi sinkt nach unten und wird die Erde sein. Die Qi der Erde steigt durch die Verdunstung und wird zu Wolken. Die Qi des Himmels sinkt durch das Kondensieren und wird zum Regen. Regen kommt aus Wolken, die aus steigender Erd-Qi bestehen. Die Wolken entstehen aus der Verdunstung des Regenwassers.

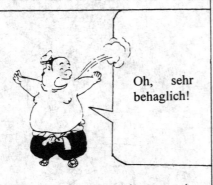

Oh, sehr behaglich!

2. Dies gilt auch für die Veränderungen im Körper des Menschen: Die klare Yangqi kommt aus Öffnungen im Kopf.

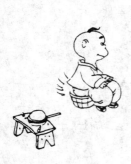

3. Die dicke Yinqi kommt aus den unteren Öffnungen (Harnröhre und After).

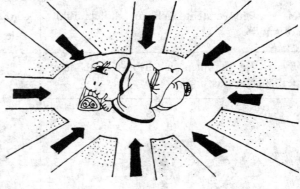

4. Die klare Yangqi wird herausgelassen und in Couli und vier Glieder gefüllt. Die dicke Yinqi bleibt im Inneren und läuft in den inneren Organen um.

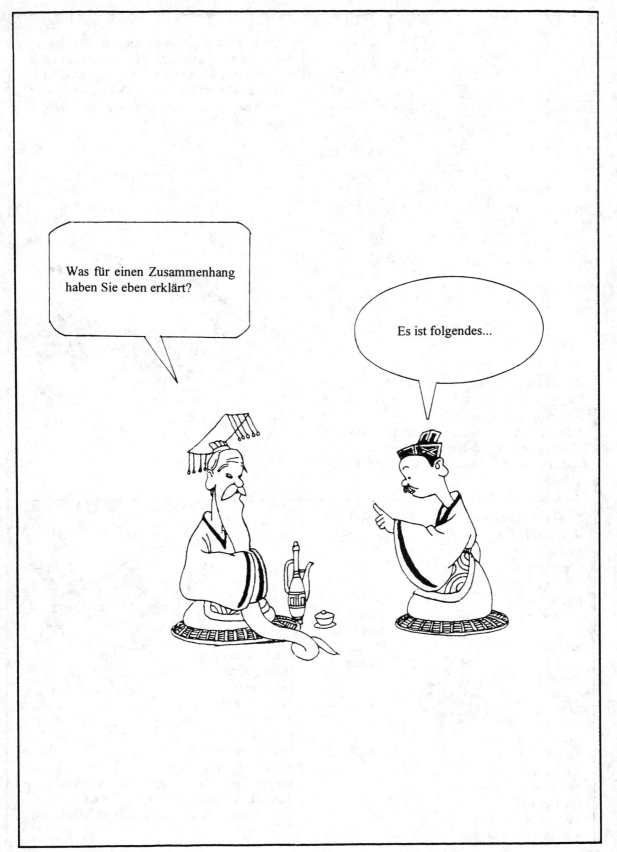

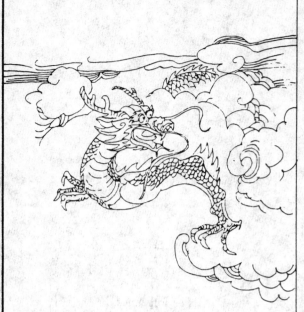

2. Der Westen gehört zu Yin. Die Yinqi sinkt nach unten. Wenn die Jingqi sich im Unterteil des Körpers konzentriert, ist der Unterteil stark und der Oberteil schwach. Deswegen werden die Augen und Ohren nicht scharf, die Hände und Füsse jedoch flink.

1. Der Osten gehört zu Yang. Die Yangqi steigt nach oben. Wenn die Jingqi sich im Oberteil des Körpers konzentriert, ist der Oberteil stark und der Unterteil schwach. Deswegen werden zwar die Augen und Ohren scharf, aber die Hände und Füsse werden nicht flink.

3. Man erkältet sich durch pathogenen Wind links und rechts gleichzeitig.
Meine Güte! Wenn der Oberteil des Körpers von pathogenem Wind heimgesucht wird, fühlt man sich rechts unwohler; wenn der Unterteil von äußeren pathogenen Faktoren heimgesucht wird, fühlt man sich links unwohler.

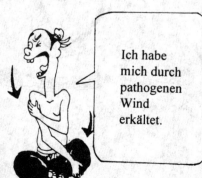

Ich habe mich durch pathogenen Wind erkältet.

4. Das ist der Grund, warum der Himmel und die Erde, Yin und Yang, nicht vervollkommnet werden können. Wenn es dem Körper links oder rechts an Yin oder Yang mangelt, kann der pathogene Wind an einer unbewachten Stelle in den Körper eindringen.

Pathogener Wind

Yin in Yin: Dies weist auf die Dinge, die zum Yin gehören und auf der Stelle des Yin stehen.

Yang in Yin: Dies weist auf die Dinge, die zum Yang gehören und auf der Stelle des Yin stehen.

Yin in Yang: Ein Inhalt der Theorie über Yin und Yang, nämlich die Dinge, die zum Yang gehören, gehören auch zum Yin, werden sie aber weiter in Yin und Yang eingeteilt.

Yang in Yang: Ein Inhalt der Theorie über Yin und Yang, nämlich die Dinge, die zum Yang gehören, gehören auch zum Yang, werden sie aber weiter in Yin und Yang eingeteilt.

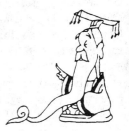

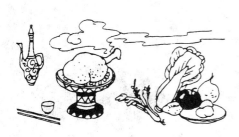

1. Der Geschmackssinn als Beispiel: Fetthaltige Speisen gehören zum reinen Yin, Speisen mit wenig Fett gehören zum Yang in Yin. Stark gewürzte Speisen gehören zum reinen Yang, Speisen mit schwachem Geruch gehören zum Yin in Yang.

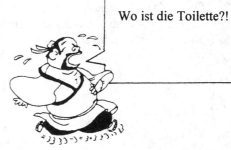

Wo ist die Toilette?!

2. Das zu fette Essen führt zu Durchfall. Übermäßiges Yang-Feuer kann die echte Energie abschwächen.

4. Alles, was scharf und süß riecht und eine ausströmende Wirkung hat, innere Hitze vermindert, gehört zum Yang. Alles, was sauer und bitter riecht und eine abführende Wirkung hat, gehört zum Yin.

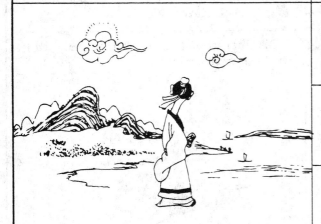

3. Speisen mit schwachem Gewürz können die Kanäle im Körper freimachen; die normale Yangqi kann die echte Energie verstärken.

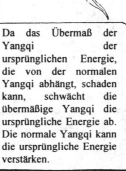

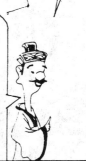

Da das Übermaß der Yangqi der ursprünglichen Energie, die von der normalen Yangqi abhängt, schaden kann, schwächt die übermäßige Yangqi die ursprüngliche Energie ab. Die normale Yangqi kann die ursprüngliche Energie verstärken.

Hitze-Symptom-Komplex: Ein Begriff der traditionellen chinesischen Medizin. Er weist hauptsächlich auf die durch pathogene Wärme, Hitze oder Wärme verursachten Fieber-Komplexe, die mit Fieber, Schwitzen, Gesichtsröte, Beunruhigung, Durst, Sucht nach kalten Getränken, Verstopfung oder stinkendem Kot, wenigem, rotem Urin, gelbem Zungenbelag und erhöhtem Puls einhergehen.

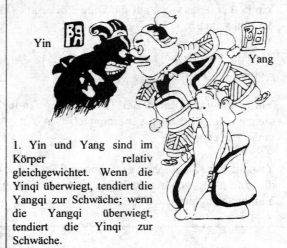

Yin

Yang

1. Yin und Yang sind im Körper relativ gleichgewichtet. Wenn die Yinqi überwiegt, tendiert die Yangqi zur Schwäche; wenn die Yangqi überwiegt, tendiert die Yinqi zur Schwäche.

2. Das Yang-Übermaß verursacht einen Hitze-Symptom-Komplex. Der Maximalhitze folgt dann ein Frostgefühl.

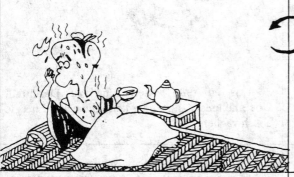

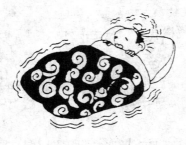

3. Das Yin-Übermaß verursacht einen Frost-Symptom-Komplex. Dem Maximalfrost folgt dann ein Hitzegefühl.

4. Das Frostgefühl schadet dem Körperbau, was zu Schwellungen führt.

5. Die Hitze schadet dem Qifen (Energiesystem), was Schmerzen hervorruft.

Aua!

Geschwollen?

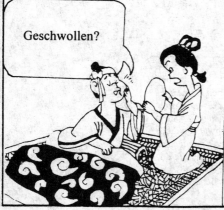

Zuerst Schmerzen, dann Schwellen bedeutet, daß zuerst das Qifen verletzt, dann der Körperbau betroffen wurde; zuerst Schwellen dann Schmerzen bedeutet, daß zuerst der Körperbau beschädigt, dann das Qifen betroffen wurde.

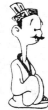

Frost-Symptom-Komplex: Ein Begriff der traditionellen chinesischen Medizin. Er bezeichnet die durch pathogene Kälte oder Mangel an Yinqi hervorgerufenen Frost-Symptome, die mit Gesichtsblässe, Schüttelfrost, kalten Gliedern, Mundtrockenheit, Vorliebe für warme Getränke, weißem Schleim, Bauchschmerzen, dünnflüssiger Darmentleerung, großen Mengen klaren Urins und weißem Zungenbelag sowie langsamem Puls einhergehen. Patient, der von pathogener Kälte überfallen wird, hat meistens einen langsamen oder gespannten Puls; Patient, dem es an Yangqi mangelt, hat meistens einen sinkenden und schwachen Puls.

1. Dem Nordwesten mangelt es an Himmels-Qi, deshalb gehört er zum Yin; das rechte Auge und das rechte Ohr des Menschen sind nicht schärfer als die linken.

Der Nordwesen hat viele hohe Gebirge und kaltes Wetter, deshalb gehört er zum Yin, und es mangelt ihm an Himmels-Qi.

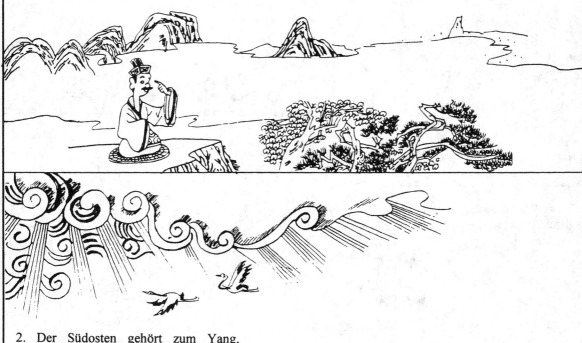

2. Der Südosten gehört zum Yang, deshalb ist das Wetter dort heiß; er steht dem großen Meer gegenüber, deshalb sagt man, daß die Erde im Südosten nicht voll ist.
Dem Südosten mangelt es an der Erde-Qi, deshalb gehört er zum Yang; auch die linke Hand und das linke Bein des Menschen sind nicht stärker als die rechte Hand und das rechte Bein.

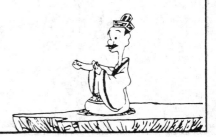

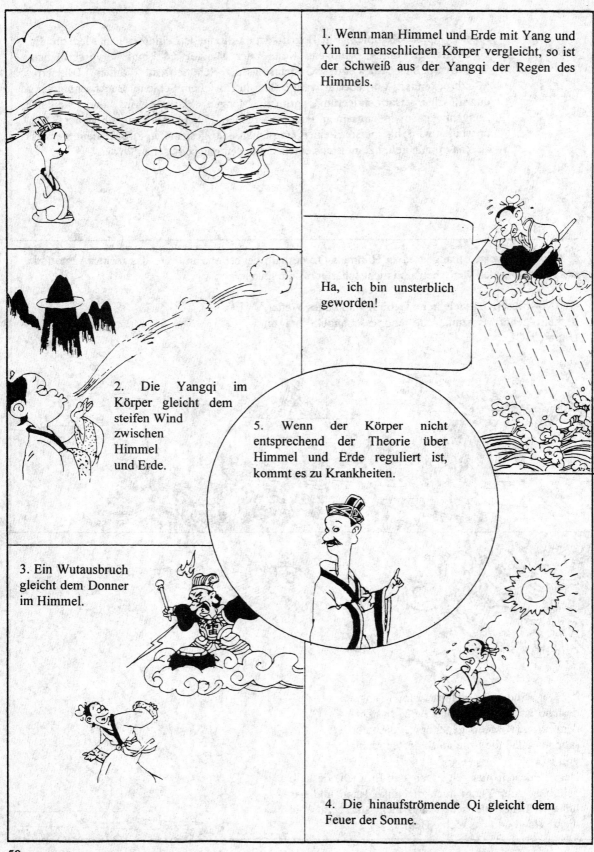

1. Wenn man Himmel und Erde mit Yang und Yin im menschlichen Körper vergleicht, so ist der Schweiß aus der Yangqi der Regen des Himmels.

Ha, ich bin unsterblich geworden!

2. Die Yangqi im Körper gleicht dem steifen Wind zwischen Himmel und Erde.

5. Wenn der Körper nicht entsprechend der Theorie über Himmel und Erde reguliert ist, kommt es zu Krankheiten.

3. Ein Wutausbruch gleicht dem Donner im Himmel.

4. Die hinaufströmende Qi gleicht dem Feuer der Sonne.

Teil 7: Differenzierte Behandlung von Yin und Yang

Die Hand-Taiyin: Sie ist die Abkürzung vom Lungen-Meridian der Hand-Taiyin.

Die Hand-Yangming: Sie ist die Abkürzung vom Dickdarm-Meridian der Hand-Yangming.

Die Fuß-Yangming: Sie ist die Abkürzung vom Magen-Meridian der Fuß-Yangming.

Die Fuß-Taiyin: Sie ist die Abkürzung vom Milz-Meridian der Fuß-Taiyin.

Die Hand-Shaoyin: Sie ist die Abkürzung vom Herz-Meridian der Hand-Shaoyin.

Die Hand-Taiyang: Sie ist die Abkürzung vom Dünndarm-Meridian der Hand-Taiyang.

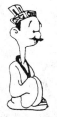

1. Si-Jing (Vier Jahreszeiten und entsprechende Meridiane): Dem Frühling entsprechen Leber und Gallenblase, dem Sommer Herz und Dünndarm, dem Herbst Lungen und Dickdarm und dem Winter Nieren und Harnblase. Im März, Juni, September und Dezember (nach dem chinesischen Mondkalender) wird sich Si-Jing vereinigen, und Milz und Magen werden in Mitleidenschaft gezogen.

Die Akupunkturpunkte der Hand-Taiyin

Si'er-Cong (12 entsprechende Beziehungen): Der Hand-Taiyin entspricht 3-5 Uhr im Januar, der Hand-Yangming 5-7 Uhr im Februar, der Fuß-Yangming 7-9 Uhr im März, der Fuß-Taiyin 9-11 Uhr im April, der Hand-Shaoyin 11-13 Uhr im Mai, der Hand-Taiyang 13-15 Uhr im Juni, der Fuß-Taiyang 15-17 Uhr im Juli, der Fuß-Shaoyin 17-19 Uhr im August, der Hand-Jueyin 19-21 Uhr im September, der Hand-Shaoyin 21-23 Uhr im Oktober, der Fuß-Shaoyang 23-1 Uhr im November und der Fuß-Jueyin 1-3 Uhr im Dezember.

2. Durch Unterschiede in dem zum Yang gehörenden Magen-Puls kann man erfahren, was den Jahreszeiten, dem Klima und der Krankheit paßt und nicht paßt.

3. Durch Unterschiede in dem zum Yin gehörenden Eingeweide-Entkräftungspuls kann man auf die Todeszeit des Kranken schließen.

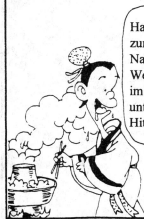

Hammelfleisch gehört zum Yang und ist eine Nahrung für den Winter. Wenn man Hammelfleisch im Sommer ißt, leidet man unter übermäßiger innerer Hitze.

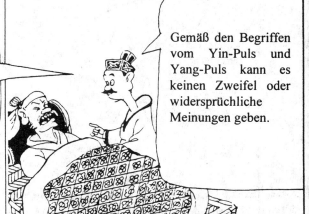

Gemäß den Begriffen vom Yin-Puls und Yang-Puls kann es keinen Zweifel oder widersprüchliche Meinungen geben.

Die Fuß-Shaoyin: Sie ist die Abkürzung vom Nieren-Meridian der Fuß-Shaoyin.

Die Hand-Jueyin: Sie ist die Abkürzung vom Herzbeutel-Meridian der Hand-Jueyin.

Die Hand-Shaoyang: Sie ist die Abkürzung vom Sanjiao-Meridian der Hand-Shaoyang.

Die Fuß-Shaoyang: Sie ist die Abkürzung vom Gallenblasen-Meridian der Fuß-Shaoyang.

Die Fuß-Jueyin: Sie ist die Abkürzung vom Leber-Meridian der Fuß-Jueyin.

1. Im allgemeinen können Herz und Milz von Magen- und Darmkrankheiten beeinflußt werden. Der Patient hat öfters unaussprechlichen Kummer.

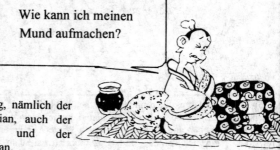

Wie kann ich meinen Mund aufmachen?

Das Zweite Yang, nämlich der Yangming-Meridian, auch der Magen-Meridian und der Dickdarm-Meridian.

---

2. Die Magen- und Darmkrankheiten können bei Frauen zur anomalen Regelblutung und sogar Amenorrhöe führen.

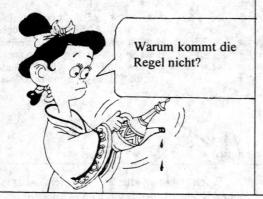

Warum kommt die Regel nicht?

3. Nach langandauernder Krankheit magert die Kranke ab und leidet an Fengxiao.

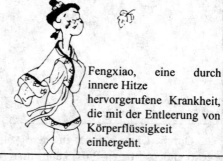

Fengxiao, eine durch innere Hitze hervorgerufene Krankheit, die mit der Entleerung von Körperflüssigkeit einhergeht.

---

4) Wenn der Kranke stoßweise atmet und an Xiben leidet, kann er nur schwer behandelt werden.

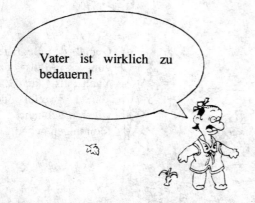

Vater ist wirklich zu bedauern!

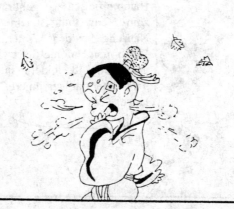

Xiben bedeutet Keuchen; die innere Hitze läuft durch die Lungen nach oben.

Krankheit des Taiyang-Meridians: Eine der Krankheiten der sechs Meridiane. Sie gleicht dem Oberflächen-Syndrome. Wenn Wind, Kälte und pathogene Faktoren erst auf die Körperoberfläche schlagen, beginnt die Zhengqi, Widerstand zu leisten. Hauptsymptome: Frostgefühl, Hitzegefühl, Kopf- und Halsschmerzen, dünner, weißer Zungenbelag und floatender Puls.

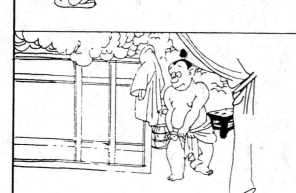

1. Das Dritte Yang, d.h. Taiyang, es betrifft den Dünndarm-Meridian und den Harnblasen-Meridian. Taiyang beherrscht das Oberflächliche, führt deshalb zu Fieber und Frost. Im allgemeinen führt die Krankheit des Taiyang-Meridians zu Fieber und Frost.

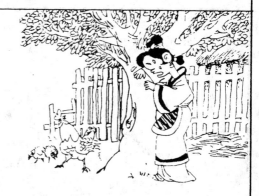

2. Oder zu Schwellungen im Unterleib.

3. Oder zu einem Kältegefühl der beiden schwachen und kraftlosen Beine.

4. Wenn der Patient lange Zeit krank ist, wird seine Haut trocken runzlig.

5. oder fühlte er sich niedergeschlagen.

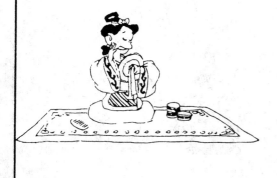

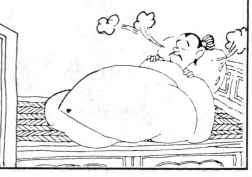

Krankheit des Shaoyang-Meridians: Ein Begriff der Krankheitserkennung der sechs Meridiane. Diese Krankheit wird durch Hitze und Schwüle verursacht. Die Hauptsymptome: Schmerzen im Brustkorb, Unruhe und Fieberhitze und Schüttelfrost. Aber die pathogene Hitze tritt noch nicht ins Innere des Körpers ein. Das Heilrezept: Xiaochaihu-Tang (Bupleurum-Heiltrank).

1. Das Erste Yang; d.h. Shaoyang, es betrifft den Sanjiao- und den Gallen-Meridian.

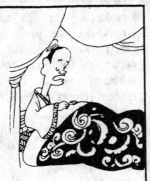

Wenn man an einer Krankheit des Shaoyang-Meridians leidet, wird die vitale Energie des Patienten fürs Haqrwachstum verringert.

2. Oder er hustet.

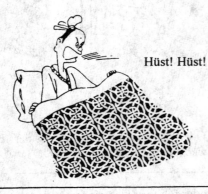

Hüst! Hüst!

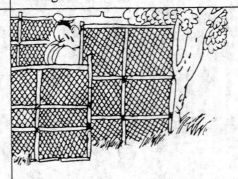

3. Oder er hat Durchfall.

4. Oder er hat nach langer Erkrankung einen Mangel an vitaler Energie des Herzens und auch Schmerzen.

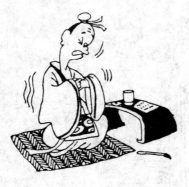

5. Oder er hat keinen Appetit und fühlt sich in der Speiseröhre beengt.

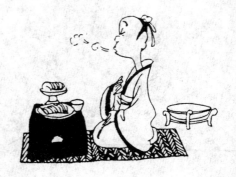

Yangming: Name eines Meridians, umfaßt den Dickdarm-Meridian der Hand-Yangming und den Magen-Meridian der Fuß-Yangming. Es ist die letzte Etappe des Aufgangs der Yangqi, in der Shaoyang und Taiyang zusammentreffen und es deshalb hell (ming) ist.

Jueyin: Name eines Meridians, ist die letzte Etappe der Entwicklung der Yinqi; der Name bedeutet, daß Taiyin und Shaoyin bei Jueyin enden.

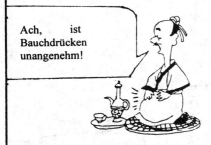

1. Das Erste Yin, d.h. Jueyin, bezieht sich auf den Leber- und den Herzbeutel-Meridian.

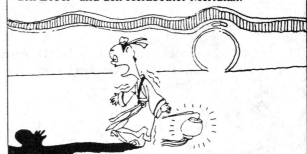

Die Hauptsymptome bei Krankheiten von Yangming und Jueyin sind panische Angst, Rückenschmerzen und Aufstoßen, das Fengjue heißt.

2. Das Zweite Yin, d.h. Shaoyin, bezieht sich auf den Herz- und den Nieren-Meridian.

Ach, ist Bauchdrücken unangenehm!

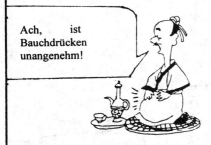

Bauchdrücken, Beklemmungen und Seufzen gehören zu den Symptomen der Shaoyin- und Shaoyang-Krankheiten.

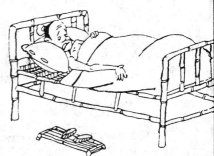

3. Das Dritte Yin, nämlich Taiyin, betrifft den Lungen- und den Milz-Meridian.
Zu den Taiyang- und den Taiyin-Erkrankungen gehören Hemiplegie

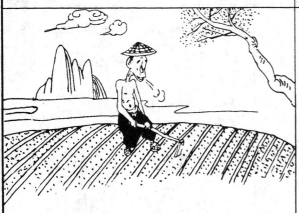

4. Oder allgemeiner Kräfteverfall und Muskelschwund

Ich kann meine Arme nicht hochheben...

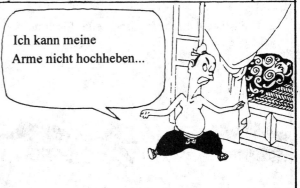

5. Oder Unbeweglichkeit der vier Glieder.

Teil 12: Verschiedene Gebiete, verschiedene Heilmethoden

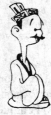

Bianshi: Steinnadel, ein keilformiger Stein, ein medizinisches Instrument im chinesischen Altertum, wird zur Nadeltherapie, Eiterentfernung und Phlebotomie benutzt.

1. Der Orient mit seinem milden Klima besitzt die aus Himmel und Erd neu entstehende Qi und ist eine Gegend für die Produktion von Fisch und Salz.

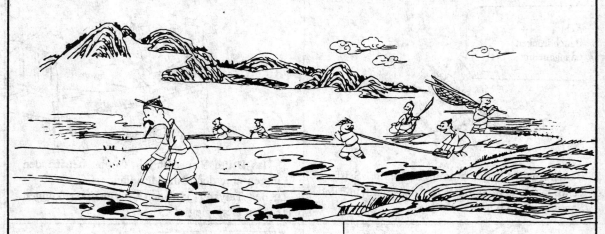

2. Die Küstenbewohner essen gerne Fisch und salzige Speisen.

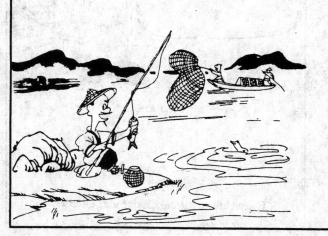

3. Die Einwohner leben glücklich.

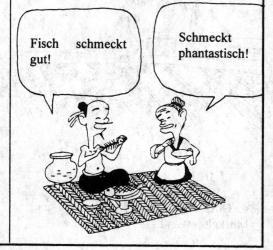

4. Aber nach dem übermäßigen Genuß von Fisch, der von Natur aus hitzig ist, sammelt sich innere Hitze im Körper.

5. Zu viel Salz schädigt das Blut, da das Salz in das Blut eindringt. Deshalb haben die Küstenbewohner eine dunkle Haut und weiche Muskeln.

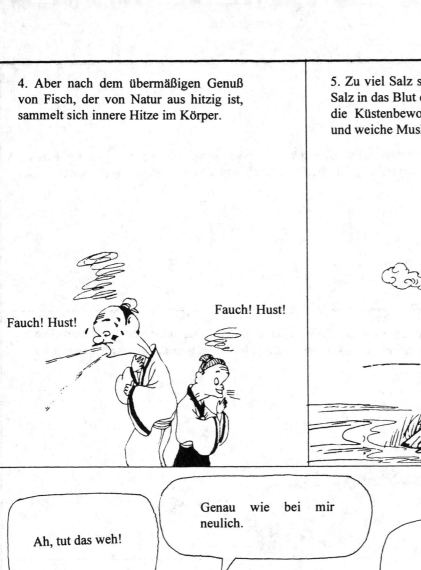

Fauch! Hust!

Fauch! Hust!

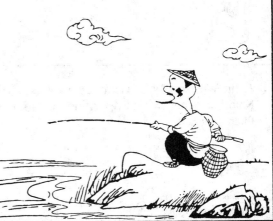

Ah, tut das weh!

Genau wie bei mir neulich.

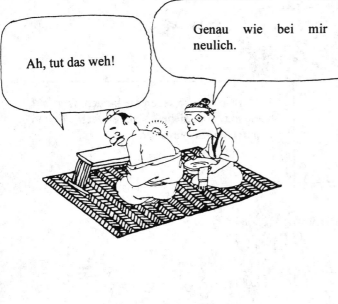

7. Die Behandlung von Krankheiten mit Steinnadeln kommt aus dem Oriemt.

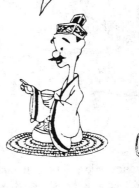

6. Man leidet dort meistens an äußeren Erkrankungen wie Eiterbeulen. Zur Behandlung solcher Krankheiten eignet sich die Steinnadeltherapie.

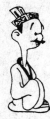

Innere Verletzung: Die Krankenheiten der inneren Organe werden durch Erschöpfung, Ermüdung, falsche Ernährung, sexuelle Exzesse usw. verursacht.

1. Im Westen gibt es Gebirge und Wüsten, die reich an Gold, Jadesteinen und Sand sind. Die Naturbedingungen sind der Atmosphäre im Herbst ähnlich und weisen ein zusammenziehendes Phänomen auf.

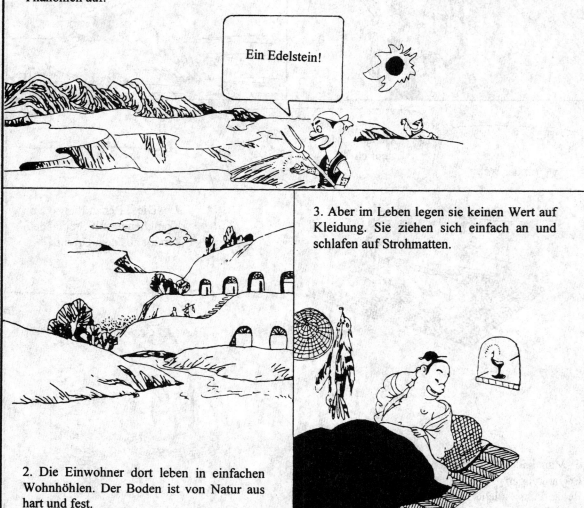

3. Aber im Leben legen sie keinen Wert auf Kleidung. Sie ziehen sich einfach an und schlafen auf Strohmatten.

2. Die Einwohner dort leben in einfachen Wohnhöhlen. Der Boden ist von Natur aus hart und fest.

4. Aber sie essen schmackhaftes Fleisch.

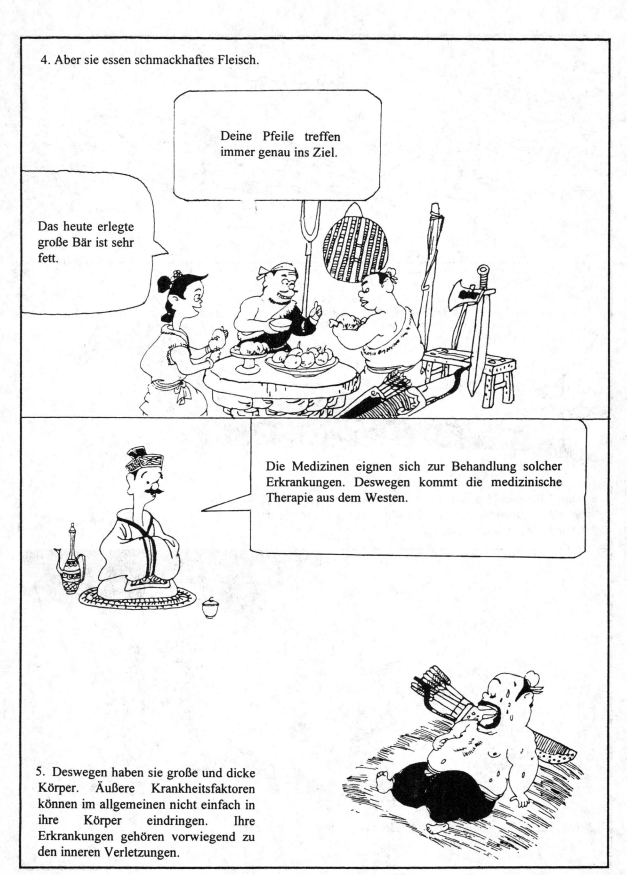

Deine Pfeile treffen immer genau ins Ziel.

Das heute erlegte große Bär ist sehr fett.

Die Medizinen eignen sich zur Behandlung solcher Erkrankungen. Deswegen kommt die medizinische Therapie aus dem Westen.

5. Deswegen haben sie große und dicke Körper. Äußere Krankheitsfaktoren können im allgemeinen nicht einfach in ihre Körper eindringen. Ihre Erkrankungen gehören vorwiegend zu den inneren Verletzungen.

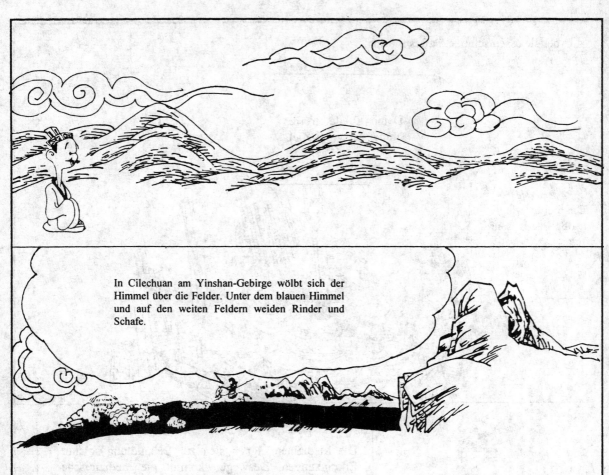

In Cilechuan am Yinshan-Gebirge wölbt sich der Himmel über die Felder. Unter dem blauen Himmel und auf den weiten Feldern weiden Rinder und Schafe.

1. Das Klima in den nördlichen Gebieten mit einer großen Meereshöhe charakterisiert wie der Winter die meteorologischen Phänomene der Verschlossenheit.

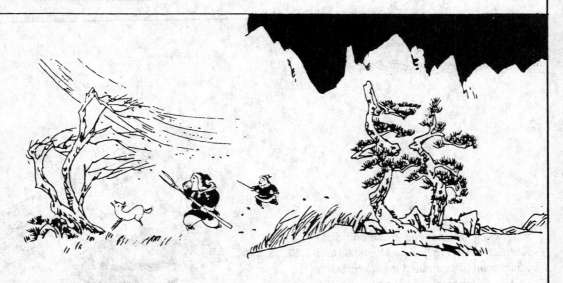

2. Da man im Berggebiet lebt, befindet man sich immer in einer windigen und kalten Situation.

3. Die Ansässigen leben wie Nomaden. Sie wohnen
in Zelten auf dem Feld und trinken Milch.

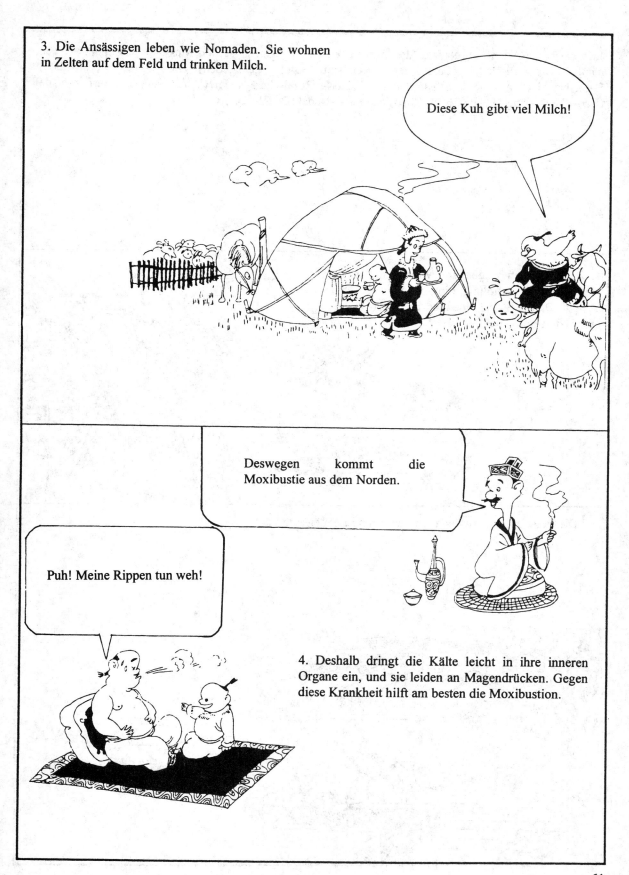

Diese Kuh gibt viel Milch!

Deswegen kommt die Moxibustie aus dem Norden.

Puh! Meine Rippen tun weh!

4. Deshalb dringt die Kälte leicht in ihre inneren
Organe ein, und sie leiden an Magendrücken. Gegen
diese Krankheit hilft am besten die Moxibustion.

Jiuzhen: Neun Arten von Nadeln, die in der alten Zeit für Chirurgie und Massage verwendet wurden, nämlich Scheren-Nadel (Chan-Zhen), Rundspitz-Nadel (Yuan-Zhen), Löffel-Nadel (Chi-Zhen), Speer-Nadel (Feng-Zhen), Stilett-Nadel (Pi-Zhen), Rundscharf-Nadel (Yuanli-Zhen), Haarfein-Nadel (Hao-Zhen), Lang-Nadel (Chang-Zhen) und Groß-Nadel (Da-Zhen).

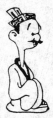

1. Die südlichen Gegenden, wo einem das Wetter mehr Zeit zur Erholung gibt, ist am reichsten an Yangqi. Da der Süden eine niedrige Meereshöhe hat, gibt es dort oft Nebel.

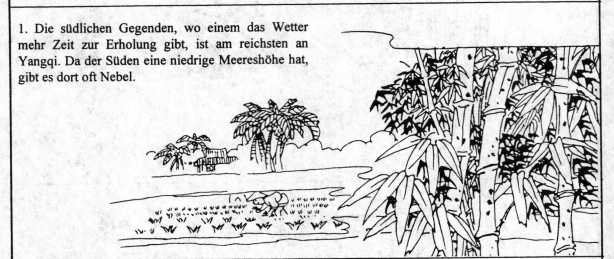

2. Die Bewohner dort essen gern Saures und Fermentiertes.

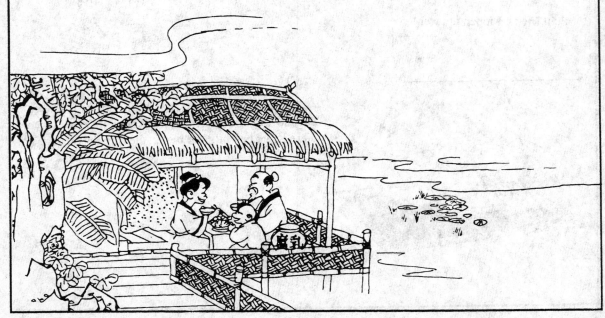

3. Die Bewohner dort haben eine zarte Haut mit roter Farbe. Dort sind Krankenheiten wie Krämpfe und Lähmungen häufig.

4. Schon wieder ein Krampf in der Wade!

Dieses Rot steht mir am Besten.

5. Gegen diese Erkrankungen hilft die Akupunktur.

Deshalb kommt die Jiuzhen-Methode aus dem Süden.

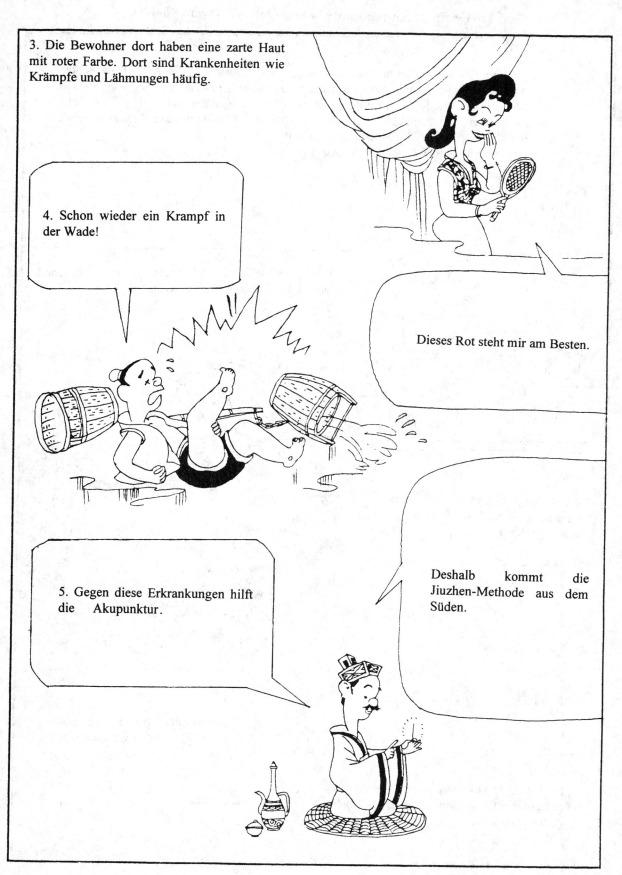

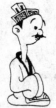

Daoyin: Eine Art Körperübung aus alter Zeit; hier sind Glieder- und Atem-Bewegungen sowie Selbstmassage miteinander kombiniert. Daoyin wurde in der alten Zeit mit bloßen Händen oder mit einfachen Turngeräten geübt, um Qi und Blut zu beleben, Muskeln und Knochen zu stärken, Müdigkeit und Krankheiten zu beseitigen und dadurch das Leben zu verlängern.
Anqiao: Ein antiker Ausdruck für Massage

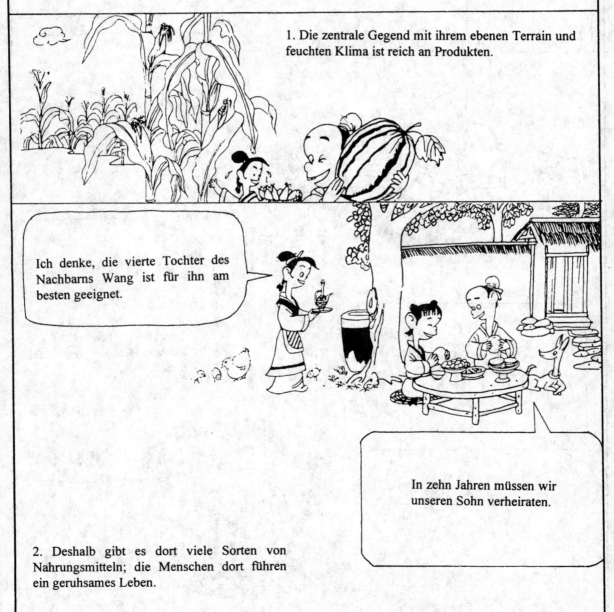

1. Die zentrale Gegend mit ihrem ebenen Terrain und feuchten Klima ist reich an Produkten.

Ich denke, die vierte Tochter des Nachbarns Wang ist für ihn am besten geeignet.

In zehn Jahren müssen wir unseren Sohn verheiraten.

2. Deshalb gibt es dort viele Sorten von Nahrungsmitteln; die Menschen dort führen ein geruhsames Leben.

3. Hier sind Krankheiten häufig wie:

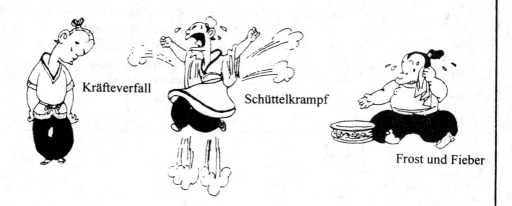

Kräfteverfall

Schüttelkrampf

Frost und Fieber

Die geeignete Behandlung dieser Krankheiten ist Anqiao. Deshalb kommen die Daoyin- und die Anqiao-Therapie aus der zentralen Gegend.

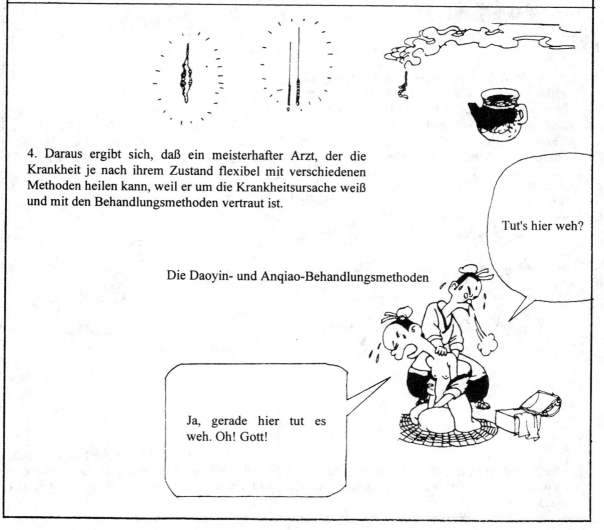

4. Daraus ergibt sich, daß ein meisterhafter Arzt, der die Krankheit je nach ihrem Zustand flexibel mit verschiedenen Methoden heilen kann, weil er um die Krankheitsursache weiß und mit den Behandlungsmethoden vertraut ist.

Die Daoyin- und Anqiao-Behandlungsmethoden

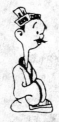

Zhongjiao: Einer der drei Körperhohlteile (Sānjiao), nämlich der mittlere Teil von Sanjiao und auch der obere Teil der Bauchhöhle. Seine Funktion ist, Milz und Magen bei der Fermentierung der Nahrung zu unterstützen, die Körperflüssigkeit herzustellen und den Rest abzuscheiden. Er ernährt zudem das Blut.

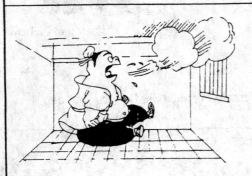

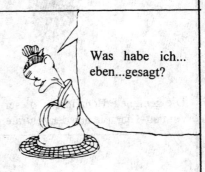

Was habe ich... eben...gesagt?

1. Die fünf inneren Organe beherbergen die Vitalitätsenergien des menschlichen Körpers. Wenn man unter Magendrücken leidet und dumpf näselt, ist Zhongjiao naß, und zwar weil die pathogene Feuchtigkeit in Zhongjiao die Erzeugung von Vitalitätsenergie hemmt.

2. Ein Zeichen für den Mangel an Vitalitätsenergie in Zhongjiao ist es, daß man nur ganz leise und langsam sprechen kann.

Unsinn! Das ist meine Mutter.

Schwägerin!

Seufz! Kaum runter von der Toilette muß ich schon wieder rauf.

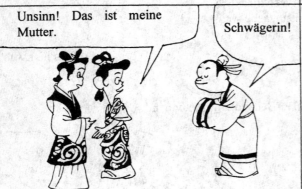

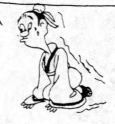

3. Ein Symptom einer solchen Unruhe ist, daß der Kranke sich unanständig benimmt und daherschwätzt.

4. Wenn Magen und Darm die Nahrung nicht halten können, bekommt man Durchfall. Das ist ein Symptom des Verfalls von Magen und Milz.

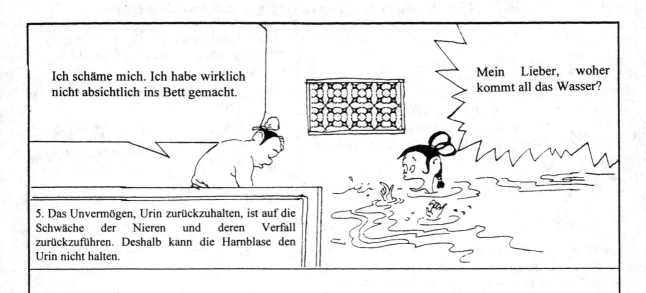

Ich schäme mich. Ich habe wirklich nicht absichtlich ins Bett gemacht.

Mein Lieber, woher kommt all das Wasser?

5. Das Unvermögen, Urin zurückzuhalten, ist auf die Schwäche der Nieren und deren Verfall zurückzuführen. Deshalb kann die Harnblase den Urin nicht halten.

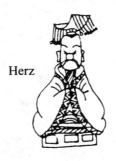

Herz

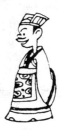

Milz

Leber

6. Kurzum, wenn die fünf inneren Organe noch Vitalitätsenergie erhalten können, hat der Mensch trotz Krankheit noch Hoffnung auf Besserung. Sonst wird er sterben.

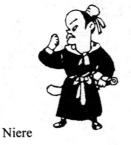

Niere

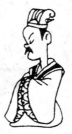

Lunge

Xin Kai Ku Xie: Gemeint ist die Anwendung von scharfen Arzneien zur Auflösung, Förderung von Qi und Ernährung und von bitteren Arzneien zur Reinigung pathogenen Feuers und Trockenheit, Beseitigung der Feuchtigkeit und Darmentleerung.

1. Die Leberkrankheit heilt im Sommer. Zur Morgendämmerung ist der Kranke bei klarem Bewußtsein.

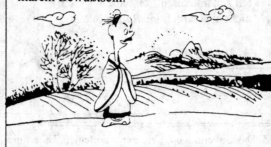

2. Wenn diese Krankheit im Sommer nicht geheilt wird, verschlimmert sich der Krankheitszustand im Herbst. Jeden Abend fühlt sich der Kranke elender und schläft erst nach Mitternacht ein.

Diese Krankheit triezt mich jeden Tag um diese Zeit.

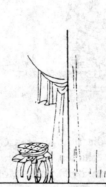

Gut, aber manchmal fühle ich mich noch unwohl.

Wie fühlen Sie sich jetzt?

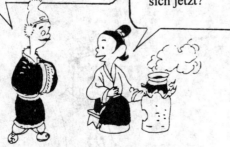

4. Im Frühling des nächsten Jahres kann der Kranke genesen. Er soll vor Wind auf der Hut sein. Wenn bei der Behandlung dieser Krankheit eine Kräftigung der Leber nötig ist, soll die Leber mit scharfen Arzneien gestärkt werden.

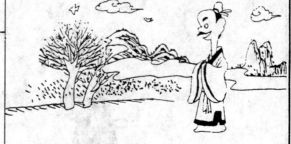

3. Im Winter ist der Krankheitszustand stabil. Bei der Behandlung der Leberkrankheit ist eine Auflösung vonnöten. Deshalb ist scharfe Medizin dringend zu empfehlen.

Wenn die Leber gereinigt werden muß, soll das mit sauren Arzneien geschehen.

1. Die Herzkrankheit heilt im Sommer. Der Kranke ist jeden Mittag bei vollem Bewußtsein.

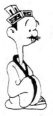
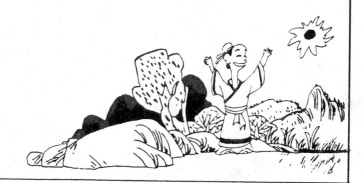

2. Wenn diese Krankheit im Sommer nicht geheilt wird, verschlimmert sie sich im Winter. Jedesmal um Mitternacht ist das Befinden ganz elend; zur Morgendämmerung ist der Patient dann wieder ruhig.

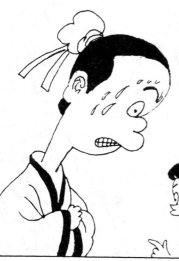
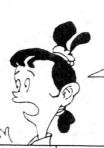

Tut es wieder weh?

3. Im Frühling des nächsten Jahres ist der Zustand des Kranken stabil.

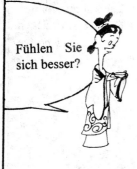

Fühlen Sie sich besser?

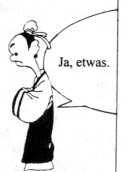

Ja, etwas.

Bei der Behandlung der Herzkrankheit ist eine Aufweichung vonnöten. Für eine dringliche Aufweichung sind salzige Arzneien zu empfehlen. Auch zur Stärkung sollen salzige Arzneien eingenommen werden.

4. Im Sommer kann die Krankheit heilen. Die Einnahme von wärmeerzeugender Nahrung ist zu vermeiden. Man soll sich auch nicht zu warm anziehen. Für eine nötige Reinigung des Herz-Feuers sind süße Arzneien zu empfehlen.

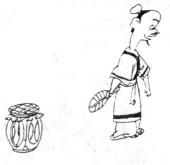

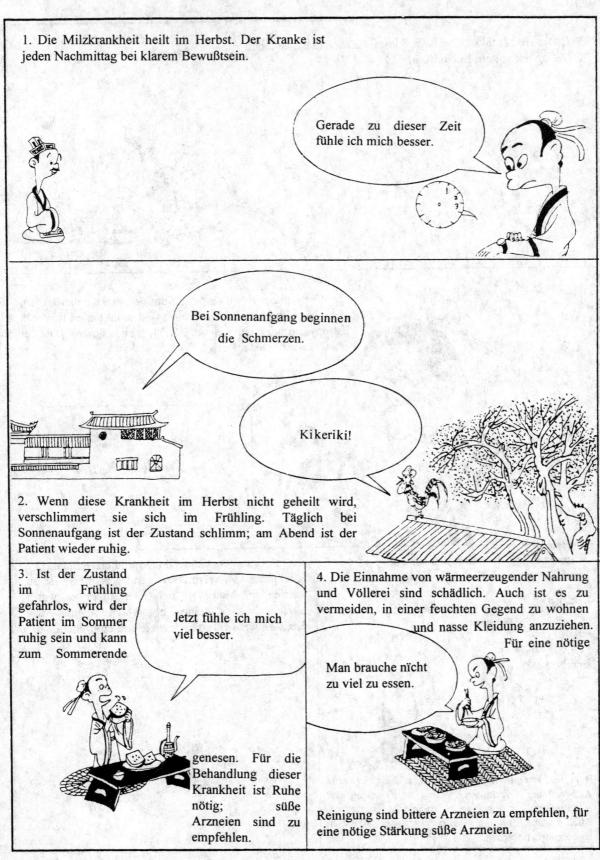

1. Die Milzkrankheit heilt im Herbst. Der Kranke ist jeden Nachmittag bei klarem Bewußtsein.

Gerade zu dieser Zeit fühle ich mich besser.

Bei Sonnenanfang beginnen die Schmerzen.

Kikeriki!

2. Wenn diese Krankheit im Herbst nicht geheilt wird, verschlimmert sie sich im Frühling. Täglich bei Sonnenaufgang ist der Zustand schlimm; am Abend ist der Patient wieder ruhig.

3. Ist der Zustand im Frühling gefahrlos, wird der Patient im Sommer ruhig sein und kann zum Sommerende

Jetzt fühle ich mich viel besser.

4. Die Einnahme von wärmeerzeugender Nahrung und Völlerei sind schädlich. Auch ist es zu vermeiden, in einer feuchten Gegend zu wohnen und nasse Kleidung anzuziehen. Für eine nötige

Man brauche nicht zu viel zu essen.

genesen. Für die Behandlung dieser Krankheit ist Ruhe nötig; süße Arzneien sind zu empfehlen.

Reinigung sind bittere Arzneien zu empfehlen, für eine nötige Stärkung süße Arzneien.

1. Lungenkrankheiten heilen im Winter. Der Kranke ist abends bei klarem Bewußtsein.

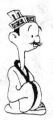

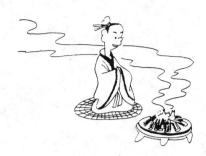

2. Wenn diese Krankheiten im Winter nicht ausheilen, verschlimmern sie sich im Sommer. Täglich gegen Mittag ist der Zustand schlimmer, aber am Nachmittag wieder besser.

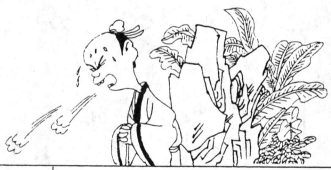

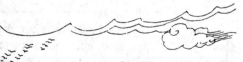

3. Wenn der Zustand den Sommer über gefahrlos bleibt, wird er bis zum Sommerende stabil sein und kann sich im Herbst bessern. Zur Heilung dieser Krankheiten ist ein Zusammenziehen nötig, wofür saure Arzneien verwendet werden.

Der Herbsthimmel ist blau, die Luft rein, meine Krankheit ist geheilt.

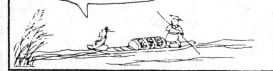

4. Der Kranke soll keine kalte Speise zu sich nehmen und sich auch nicht zu dünn anziehen. Bei der Behandlung dieser Krankheit sind zur Stärkung saure Arzneien zu empfehlen und zur Reinigung scharfe Arzneien.

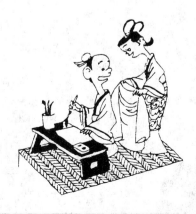

1. Nierenkrankheiten heilen im Frühling. Der Kranke ist gegen Mitternacht bei vollem Bewußtsein.

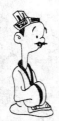

Ah, in dieser Zeit schläft er gut.

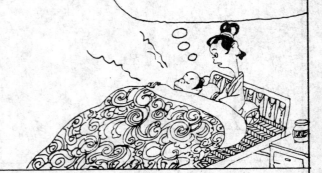

2. Wenn diese Krankheiten im Frühling nicht heilen, verschlimmern sie sich im Sommer. Täglich von 1-3, 7-9, 13-15 und 19-21 Uhr wird der Zustand schlimmer und in der Nacht wieder ruhig.

Noch nicht besser?

Im Gegenteil, es ist noch schlimmer geworden.

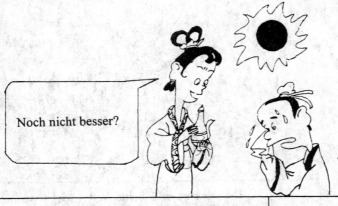

3. Wenn im Sommer nichts passiert, wird der Zustand im Herbst stabil bleiben und kann sich im Winter bessern. Zur Behandlung dieser Krankheiten ist eine Festigung nötig, wofür bittere Arzneien verwendet werden.

In dieser kalten Jahreszeit hat sich meine Krankheit gebessert.

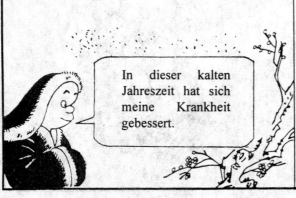

4. Der Kranke soll keine zu heißen Speisen zu sich nehmen und keine am Feuer getrocknete Kleidung anziehen. Bei einer nötigen Stärkung sind bittere Arzneien zu empfehlen und bei einer nötigen Reinigung salzige Arzneien.

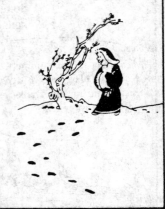

Die fünf Getreidearten: Klebhirse, Hirse, Reis, Weizen und Bohnen.

Die fünf Früchtearten: Dattel, Pflaume, Kastanie, Aprikose und Pfirsich.

Die fünf Tierarten: Rind, Schaf, Schwein, Hund und Huhn.

Die fünf Gemüsearten: Kohl, Schnittlauch, Chinesische Zwiebel, Porree und Fenchel.

1. Giftige Arzneien werden gegen pathogene Faktoren verwendet.

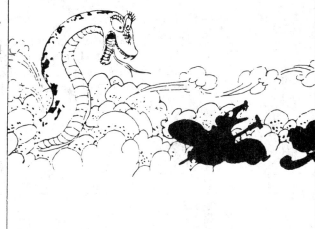

2. Die fünf Getreidearten werden als Nahrungsmittel verwendet.

3. Die fünf Früchtearten werden als Nebennahrungsmittel verwendet.

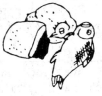

4. Der Fleisch der fünf Tierarten wird als Stärkungsmittel verwendet.

5. Das Essen ist vielfältig.

Nach Möglichkeit soll der Speiseplan abwechslungsreich sein.

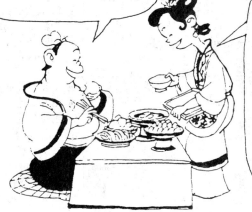

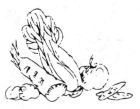

6. Die fünf Gemüsearten werden als ergänzende Nahrung verwendet.

Harmonische Mischung von Gerüchen und Geschmäcken der Nahrungsmittel kann die Vitalitätsenergie fördern. Die obenerwähnten fünf Arten Nahrungsmittel, die jeweils von scharfem, saurem, süßem, bitterem und salzigem Geschmack sind, begünstigen jeweils ein inneres Organ.

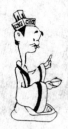

1. Das Herz verabscheut die pathogene Hitze, denn es ist anfällig für Hitzekrankheiten. Da die Hitze-Krankheiten Yin und Blut beeinträchtigen, verabscheut das Herz die pathogene Hitze.

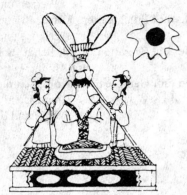

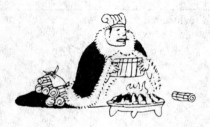

2. Die Lungen verabscheuen die pathogene Kälte, denn sie sind anfällig für Kälte-Krankheiten. Da die Kälte die Funktion der Lungen hemmt, verabscheuen die Lungen die Kälte.

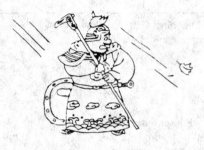

3. Die Leber verabscheut den pathogenen Wind, denn sie erzeugt endogenen Wind. Da der stärke Wind zu Krämpfen führt, verabscheut die Leber den pathogenen Wind.

5. Die Nieren verabscheuen die Trockenheit, denn es mangelt ihnen leicht an Yin. Da die übermäßige Trockenheit die vitale Essenz austrocknet, verabscheuen die Nieren die Trockenheit. Dies ist, was die fünf inneren Organe verabscheuen.

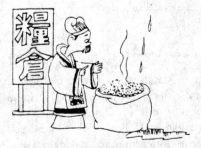

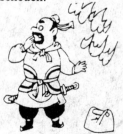

4. Die Milz verabscheut die pathogene Feuchtigkeit, denn sie ist anfällig für Feuchtkrankheiten. Da große Feuchtigkeit zur Schwellung der Muskeln führt, verabscheut die Milz die Feuchtigkeit.

Der Fuß-Shaoyin-Kollateral: Einer der fünfzehn Kollaterale. Er spaltet sich beim Dazhong-Punkt, liegt hinter dem Fußknöchel und geht dem Fuß entlang und um die Ferse zum Harnblasen-Meridian der Fuß-Taiyang.

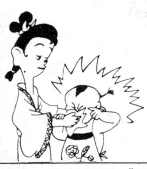

Der Kollateral und der Meridian laufen am Herzbeutel parallel und gehen durch die Taille von außen. Wenn dieser Kollateral erkrankt, sind Qi-Rückwärtsströmung und Beklemmung die Folge, bei übermäßiger Qi kann man kein Wasser lassen, Qi-Mangel hat Hexenschuß zur Folge.

1. Die fünf inneren Organe haben ihre eigene Flüssigkeit.

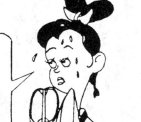

Diese Hitze! Und kein kühlendes Lüftchen!

Das Herz leitet den Blutkreislauf. Da der Schweiß aus dem Blut kommt, ist er die Flüssigkeit des Herzens.

2. Die Nase ist die Öffnung der Lungen. Da der Nasenschleim aus der Nase kommt, ist er die Flüssigkeit der Lungen.

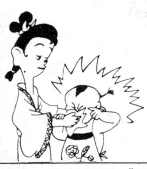

3. Die Augen sind die Öffnungen der Leber. Da die Tränen aus den Augen kommen, sind sie die Flüssigkeit der Leber.

Seufz! Heute ist Montag, morgen ist Dienstag, ich bin sehr traurig.

4. Der Mund ist die Öffnung der Milz. Da der Speichel aus dem Mund kommt, ist er die Flüssigkeit der Milz.

Ihm läuft das Wasser im Munde zusammen.

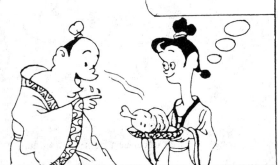

5. Der Fuß-Shaoyin-Kollateral drückt die Zunge.

Dies sind die fünf Flüssigkeiten der fünf inneren Organe.

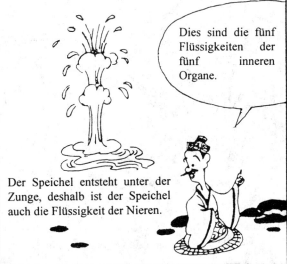

Der Speichel entsteht unter der Zunge, deshalb ist der Speichel auch die Flüssigkeit der Nieren.

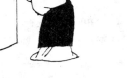

1. Die übermäßige Müdigkeit in fünf Arten kann der Qi der fünf inneren Organe Schaden zufügen:

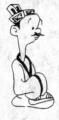

Das lange Sehen kann die Xue beschädigen.

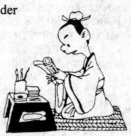

Ständiges Liegen ist nicht gut für die Gesundheit.

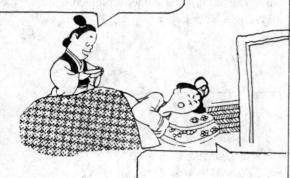

2. Das lange Liegen kann Qi beschädigen.

Störe mich nicht!

Mache eine Pause!

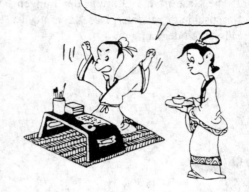

3. Langes Sitzen schadet dem Muskel.

Jetzt stehe ich schon vier Stunden Wache. Warum kommt niemand, um mich abzulösen?

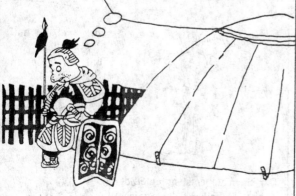

4. Langes Stehen kann den Knochen schaden.

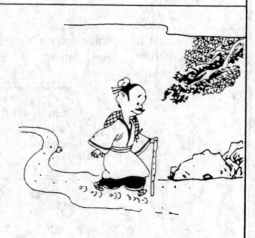

5. Langes Gehen kann den Sehnen schaden.

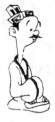

Yue: 1. erbrechen 2. sich übergeben 3. niesen.

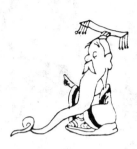

1. Alle Dinge befinden sich zwischen Himmel und Erde. Kein Ding ist wertvoller als der Mensch. Die Menschen leben von Luft, Wasser und Nahrungsmitteln und wachsen gemäß der Regelmäßigkeit der Jahreszeiten über Wachsen, Ernten und Speichern.

2. Jeder, Herrscher wie Bürger, möchte seine körperliche Gesundheit erhalten.

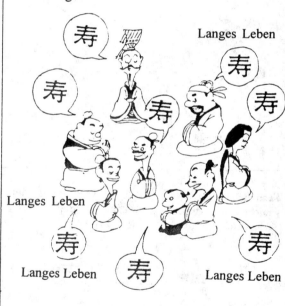

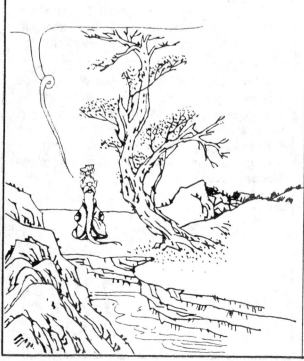

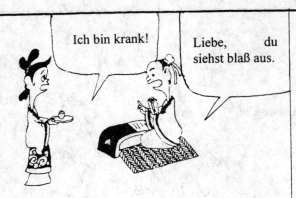

Ich bin krank!

Liebe, du siehst blaß aus.

3. Aber man weiß oft nicht, daß man krank ist, so daß der Krankheitserreger im Körper bleibt und sich entwickelt, sogar ins Knochenmark eindringt. Huangdi fragt: Was soll ich machen, wenn ich meine Schmerzen loswerden will?

4. Qi Bo antwortet: Beispielsweise

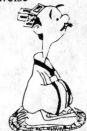

schmeckt Salz salzig. In einem Salzbehälter ist Wasser durchgesickert, das ist flüssiges Salz.

5. Vor dem Reißen tönt die Saite heiser.
Schwirr Schwirr

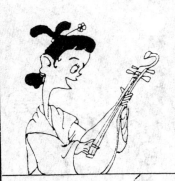

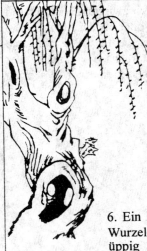

6. Ein Baum, der keine starke Wurzel hat, aber dessen Laub üppig aussieht, ist äußerlich stark und innerlich schwach und wird leicht verwelken.

7. Wenn manche Krankheiten zu weit gediehen sind, treten Yue-Symptome auf.

Ich fühlte mich in den letzten beiden Tagen nicht wohl.

8. Dieses Symptom weist darauf hin, daß die inneren Organe schwer verletzt worden sind, so daß Arzneien und Akupunkturbehandlungen keine Wirkung mehr haben, denn die Haut und der Muskel sind verwundet und verdorben, die Xue und Qi sind entleert. Der Kranke kann nur schwer gerettet werden.

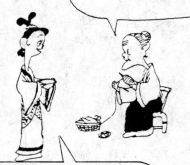

Wie kommt es, daß Sie Ihre Stimme verloren haben?

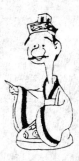

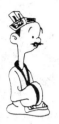

1. Huangdi fragt: Der Wechsel von Mangel und Überschuß führt zu extremen Verwandlungen im menschlichen Körper. Mit welchen Methoden kann man diese Wechselungen erkennen und behandeln?

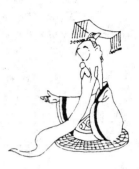

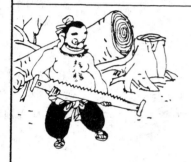

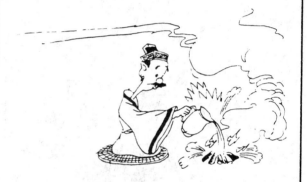

2. Qi Bo antwortet: Man kann diesen Wechsel mit der Theorie der Fünf Elemente analysieren. Ein Baum (Holz) z. B. kann mit einer Säge (Metall) gefällt werden.

3. Feuer kann durch Wasser gelöscht werden.

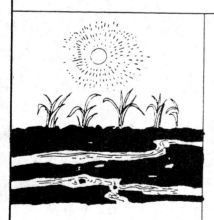

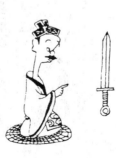

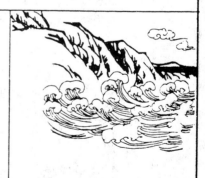

4. Erde kann von Pflanzen gelockert werden.

5. Metall kann im Feuer geschmolzen werden.

6. Wasser kann von Erde gehemmt werden.

Xiaodan: 1) Müdigkeitskrankheit. 2) Durch den Mangel an Yin und innere Hitze des Leber-, Herz- und Nieren-Meridians verursachte Muskelkrankheiten, auch Rezhong genannt.

Puji: 1) Einsturz. 2) Durch Einsturz verursachte Wunden.

Weijue: Die Symptome von Wei (Entkräftung) und Jue (Ohnmacht) kommen gleichzeitig vor. Die vier Glieder sind entkräftet und leiden gleichzeitig unter einem Kältegefühl.

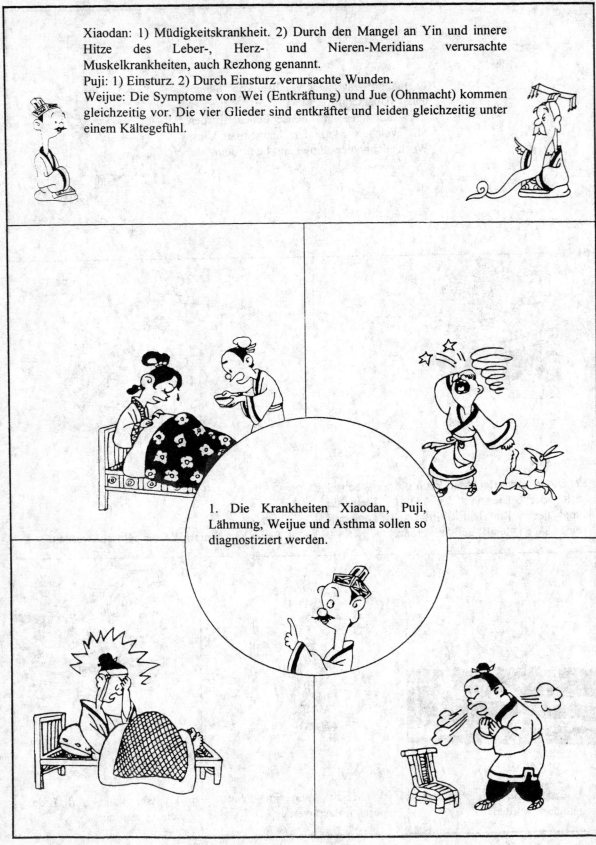

1. Die Krankheiten Xiaodan, Puji, Lähmung, Weijue und Asthma sollen so diagnostiziert werden.

2. Die fettleibigen Machthaber erleiden Krankheiten, die von guten Lebensbedingungen und der Einnahme von Fleisch und fetthaltigen Speisen herrühren.

3. Schwermut oder Wutausbrüche führen zur Stagnation der vitalen Energie.

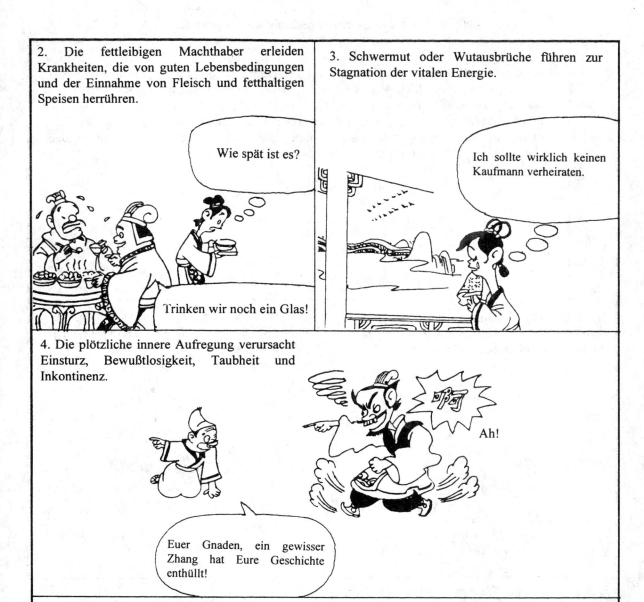

4. Die plötzliche innere Aufregung verursacht Einsturz, Bewußtlosigkeit, Taubheit und Inkontinenz.

5. Manche Krankheiten sind nicht aufs Innere, sondern auf den äußeren pathogenen Wind zurückzuführen. Die Ansammlung des pathogenen Windes im Körper bewirkt innere Hitze und Abmagerung, die pathogenen Faktoren setzen sich zwischen Muskeln und Knochen fest. Gelenkrheumatismus ist eine Krankheit, die durch das Eindringen von Wind, Kälte und Feuchtigkeit in den menschlichen Körper verursacht wird.

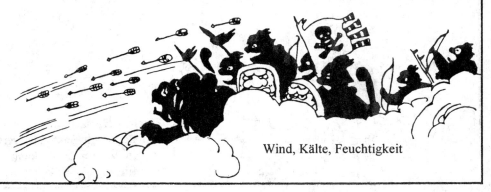

Wind, Kälte, Feuchtigkeit

Sanjiao (drei Körperhohlteile): Shangjiao (der obere Teil des Leibes), die Brust, d.h. der Teil über dem Zwerchfell, der Herz und Lungen umfaßt, versorgt alle Körperteile mit Nahrung; Zhongjiao (der mittlere Teil des Leibes), d.h. der Teil zwischen dem Zwerchfell und dem Nabel, umfaßt Milz und Magen, verdaut und absorbiert die Nahrung; Xiajiao (der untere Teil des Leibes), d.h. der Teil unter dem Nabel, umfaßt Leber, Nieren und Harnblase, hat die Funktion der Ausscheidung.

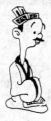

1. Qi Bo sagt: Wutausbrüche führen Qi nach oben. Bei großen Wutausbrüchen kann es zu Blutbrechen und Erbrechen kommen.

2. Bei freudiger Erregung ist die Qi ruhig, die Rongqi (Nährkraft) und die Weiqi (Abwehrkraft) laufen reibungslos. Man hat gute Laune.

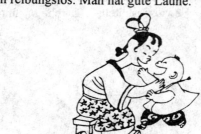

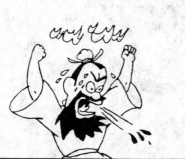

3. Bei übermäßiger Traurigkeit schlägt das Herz schneller und die Lungen weiten sich, so daß die Shangjiao verstopft wird; die Nahrung-Qi und die Weiqi können sich nicht verteilen, und die Hitze bleibt in der Brust. Deshalb verringert sich die Qi bei Traurigkeit.

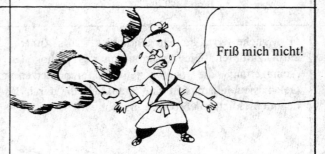

Friß mich nicht!

4. Furcht verursacht die Abnahme der Jingqi, was wiederum die Shangjiao verstopft. Wenn die Shangjiao verstopft ist, kann die Qi nur zur Xiajiao fließen; ein Füllegefühl ist die Folge.

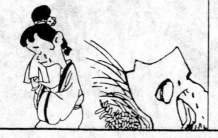

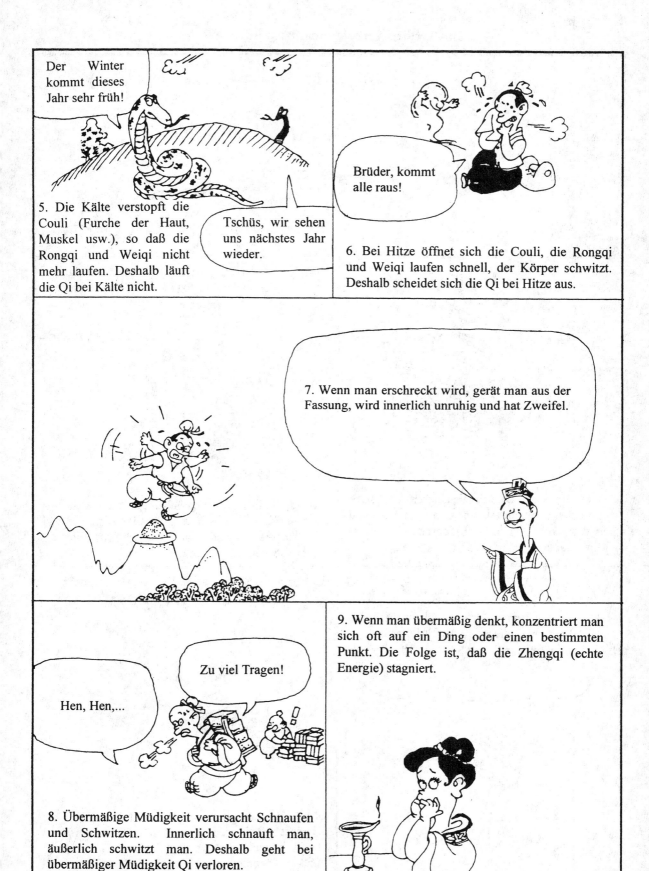

5. Die Kälte verstopft die Couli (Furche der Haut, Muskel usw.), so daß die Rongqi und Weiqi nicht mehr laufen. Deshalb läuft die Qi bei Kälte nicht.

6. Bei Hitze öffnet sich die Couli, die Rongqi und Weiqi laufen schnell, der Körper schwitzt. Deshalb scheidet sich die Qi bei Hitze aus.

7. Wenn man erschreckt wird, gerät man aus der Fassung, wird innerlich unruhig und hat Zweifel.

8. Übermäßige Müdigkeit verursacht Schnaufen und Schwitzen. Innerlich schnauft man, äußerlich schwitzt man. Deshalb geht bei übermäßiger Müdigkeit Qi verloren.

9. Wenn man übermäßig denkt, konzentriert man sich oft auf ein Ding oder einen bestimmten Punkt. Die Folge ist, daß die Zhengqi (echte Energie) stagniert.

Teil 40: Über Arzneien und Krankheiten

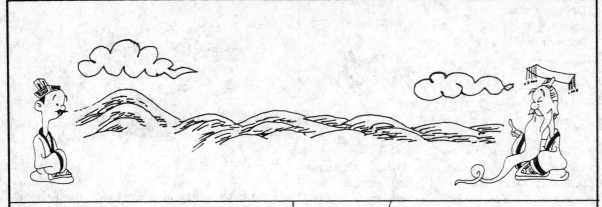

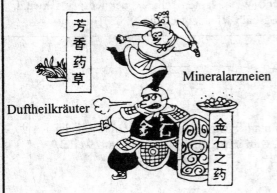

芳香药草

Duftheilkräuter

Mineralarzneien

金石之药

1. Qi Bo sagt: Die Eigenschaften von stark duftenden Heilkräutern sind zumeist scharf und ausstrahlend. Die Eigenschaften der Mineralarzneien sind heftig und stürmisch.

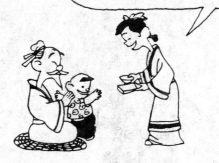

Der Arzt sagt: Wer jähzornig ist, sollte besser auf diese Arzneien verzichten.

2. Diese beiden Arzneien haben eine stürmische und heftige Eigenschaft. Wer kein ruhiges Temperament besitzt, sollte diese Arzneien nicht unbesonnen einnehmen.

3. Warum dürfen jähzornige Menschen diese beiden Arzneien nicht nehmen?

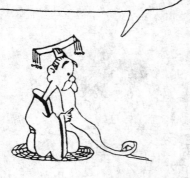

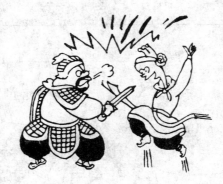

4. Qi Bo antwortet: Die Hitze ist heftig und die Eigenschaft dieser Arzneien ist auch heftig. Wenn beide aufeinander treffen, könnte die Milz-Qi Schaden nehmen.

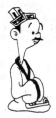

Jueni: Ein Krankheitssymptom, nämlich heftiger Brust- und Bauchschmerz, kalte Beine und schwacher Puls.

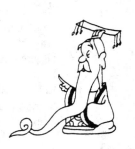

1. Huangdi fragt: Was für eine Krankheit sind der Schulterschwellung, Halsschmerzen, Brustbeklemmung und Darmblähung? Wie leidet man an diesen Krankheiten?

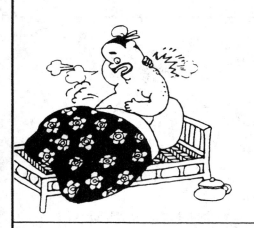

Hi, Hi, Hi.

Ha, Ha, Ha.

2. Qi Bo antwortet: Das ist Jueni. Da die Yangqi nach oben strömt und dort zu einem Überschuß führt, zieht man sich diese Krankheit zu.

Ich fühle mich nicht wohl.

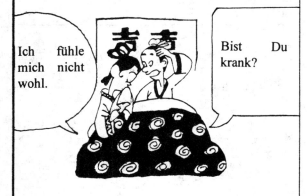

Bist Du krank?

4. Sie scheint krank zu sein, hat aber einen normalen Puls.

Hi, Hi, sie ist guter Hoffnung.

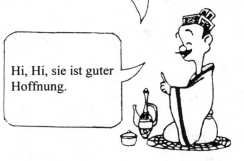

3. Huangdi fragt: Wie weiß man, daß man krank ist?

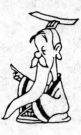

Han-Re (Kälte und Hitze): 1) Zwei von den acht Prinzipien für die Krankheitserkennung, die die zwei durch Mangel oder Übermaß von Yin und Yang im Körper verursachten Symptome zusammenfaßt. Im allgemeinen bedeutet Han das Eindringen von pathogener Kälte in den Körper oder eine schwache Funktion der Körperorgane. Re ist das Eindringen von pathogener Hitze in den Körper oder die entsprechenden Symptome der Überfunktion der Körperorgane. 2) Kurz für Frost und Fieber.

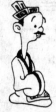

Qi Bo sagt:

1. Der pathogene Wind dringt durch die Haut in den menschlichen Körper ein, kann im Inneren nicht entlang den Meridians laufen und auch nicht nach außen ausgeschieden werden.

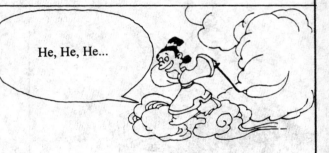

He, He, He...

2. Aber die Krankheit tritt sehr schnell und in verschiedenen Formen auf.

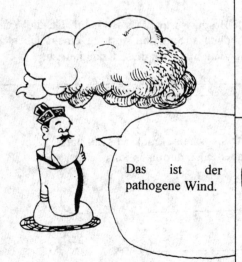

Das ist der pathogene Wind.

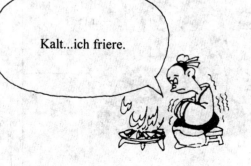

Kalt...ich friere.

3. Wenn die Couli offen ist, fühlt man sich kalt.

4. Wenn das Couli geschlossen ist, fühlt man sich fiebrig und betrübt.

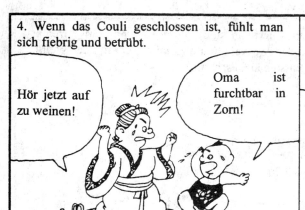

5. Wenn man fröstelt, hat man keinen Appetit.

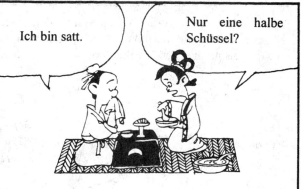

6. Bei Fieber magert man ab, denn man muß die Kälte abwehren, bekommt aber keine Nahrung.

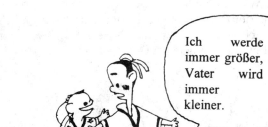

7. Der pathogene Wind dringt durch den Yangming-Meridian in den Magen ein, läuft dann entlang den Meridianen bis in den inneren Augenwinkel.

Yangming-Meridian

Pathogener Wind

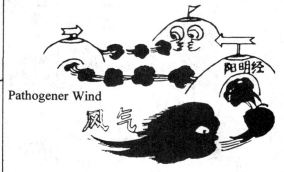

8. Dicke Menschen können die pathogenen Faktoren nicht ausscheiden; die Folge ist Rezhong (Hitze im mittleren Teil des Leibes), die an gelben Augen erkrankt werden kann.

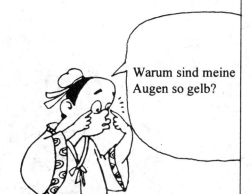

9. Dünne und schwache Menschen können die Yang-Qi leicht ausscheiden; die Folge ist Hanzhong (Kälte im mittleren Teil des Leibes); man friert leicht, und die Augen tränen.

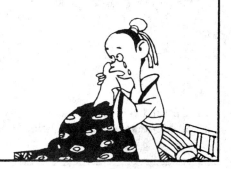

10. Der pathogene Wind dringt durch den Taiyang-Meridian und in den Körper ein, erreicht allgemeine Akupunkturpunkte Shuxue, verteilt sich in den Muskeln und liegt im Kampf mit der Weiqi. Als Folge sind die Kanäle behindert, in den Muskeln entstehen Geschwüre.

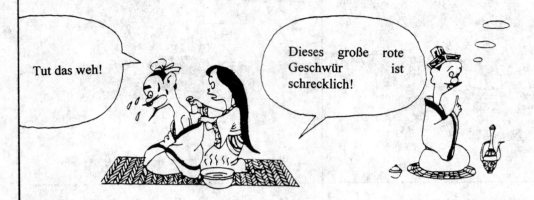

11. Wenn die Weiqi stagniert und sich nicht bewegen kann, werden Muskeln und Haut gefühllos.

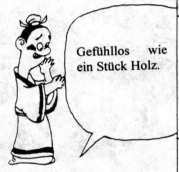

12. Der Lifeng (Lepra) wird dadurch verursacht, daß der pathogene Wind in die Meridiane eingedrungen ist, so daß die Rongqi erhitzt ist und sogar zerstört wird; Blut und Qi werden trübe. So nimmt die Nase Schaden, die Haut entfärbt sich und neigt zu Geschwüren.

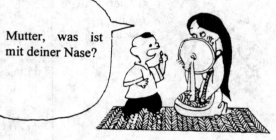

14. Da zuerst Hitze- und Kälte-Symptome auftreten, heißt es Han-Re.

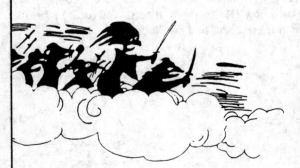

13. Da der kalte pathogene Wind langandauernd in den Meridianen stagniert, heißt diese Krankheit Lifeng.

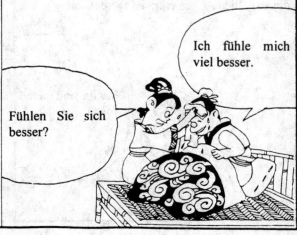

Lifeng: Lepra.

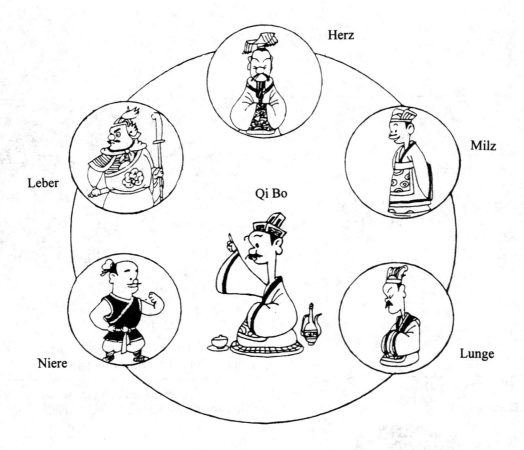

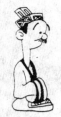

Shuxue: Die allgemeinen Akupunkturpunkte des menschlichen Körpers.

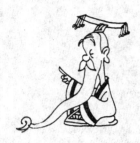

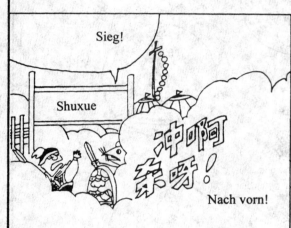

1. Der pathogene Wind dringt in Shuxue der inneren Organe ein.

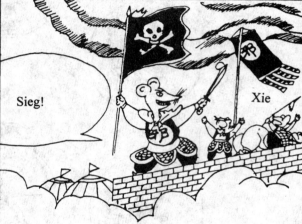

2. Wenn dieser Wind die inneren Organe erreicht, ist er der Wind der inneren Organe.

4. Wenn der pathogene Wind an einer Seite bleibt, heißt diese Krankheit Hemikranie.

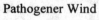

Pathogener Wind

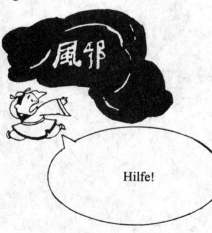

3. Der pathogene Wind dringt an den Schwachstellen von Blut und Qi ein.

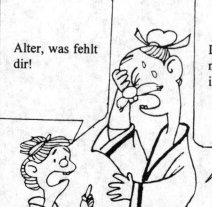

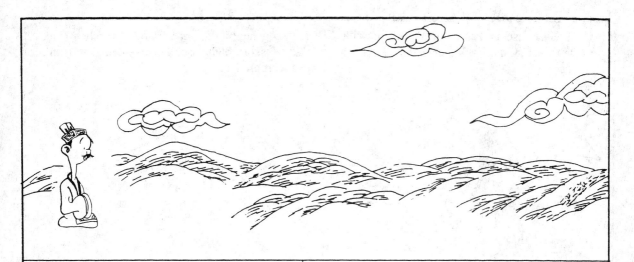

1. Gehirnwind bedeutet, daß Wind durch den Akupunkturpunkt Fengfu in das Hirn eindringt.

2. Wenn Wind auf Augen und Kopf einwirkt, heiß das Augenwind. Die Augen mögen den kalten Wind nicht.

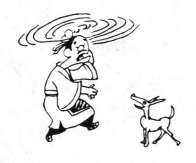

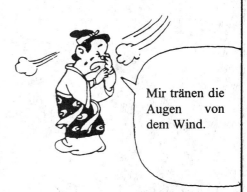

Mir tränen die Augen von dem Wind.

3. Bei einem Kater kann Wind auf den Körper einwirken, das heißt Winddurchlässigkeit.

Was ist dir los? O Schreck!

Au! Au!

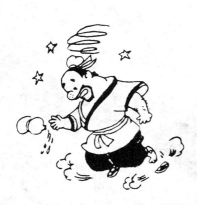

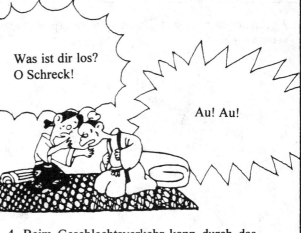

4. Beim Geschlechtsverkehr kann durch das Schwitzen ein Windschlag ausgelöst werden, das heißt der innere Wind.

5. Beim Haarwaschen kann man vom Windschlag getroffen werden, das heißt Kopfwind.

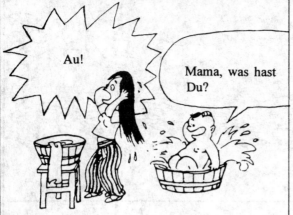

6. Pahogener Wind, der zu lange zwischen Haut und Muskeln bleibt, schlägt auf den Darm und löst Durchfall aus.

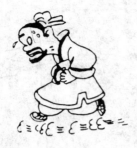

7. Wenn der Wind zwischen Haut und Muskeln stehen bleibt, schwitzt man leicht, Dieser Zustand heißt Xiefeng (Windablassen).

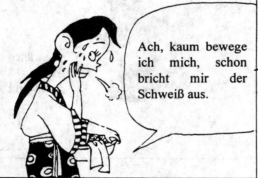

8. Daher ist der Wind der wichtige Faktor, der Krankheiten verursacht.

Pathogener Wind

Ja, das war ich!

9. Pathogener Wind kann im Körper verschiedene Krankheiten verursachen.

Pathogener Wind

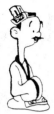

Xiefeng: Pathogener Wind, der zu lange im Körper bleibt und auf den Darm schlägt, löst Durchfall aus; auch Wind, der zu lange zwischen Haut und Muskeln bleibt, heißt Xiefeng. Hauptsymptome: Man schwitzt übermäßig und hat eine trockene Kehle und seine Glieder schmerzen, und er fühlt sich kalt; er ist zu schwach zum Arbeiten.

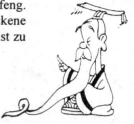

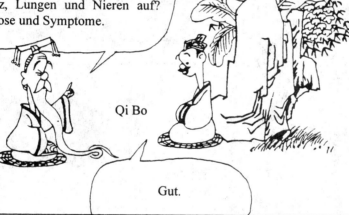

1. Welche Symptome treten bei von pathogenem Wind verursachten Krankheiten an Herz, Leber, Milz, Lungen und Nieren auf? Erkläre mir Diagnose und Symptome.

Qi Bo

Gut.

2. Qi Bo antwortet: Die Symptome des Lungenwindes: Der Kranke schwitzt übermäßig und fürchtet den Wind. Er ist kurzatmig, sieht blaß aus und hustet.

3. Am Tage fühle ich mich besser, aber am Abend schlecht.

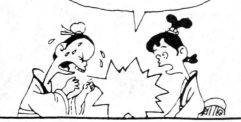

Jeden Abend ist das so. Hust! Keuch!

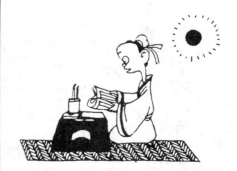

4. Die Symptome des Herzwindes: Der Kranke schwitzt übermäßig, fürchtet den Wind und hat trockene Lippen und Kehle und kaum Speichel. Er gerät leicht in Wut, und vor Zorn steigt ihm das Blut ins Gesicht. Wenn er schwer krank ist, hat er auch Sprachstörungen.

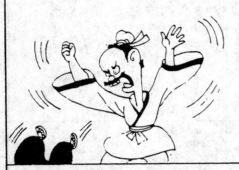

6. Er hat eine bläuliche Gesichtsfarbe, eine trockene Kehle und gerät leicht in Wut. Manchmal verabscheut er das andere Geschlecht.

Wie abstoßend!

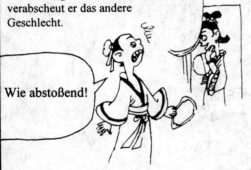

5. Die Symptome des Leberwindes sind: Der Kranke schwitzt übermäßig, fürchtet den Wind und leidet an Depressionen.

Wie traurig, daß der Herbstwind das Laub fortfegt.

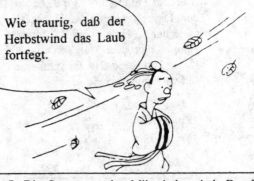

7. Die Symptome des Milzwindes sind: Der Kranke schwitzt übermäßig und fürchtet den Wind. Er ist oft müde, will sich nicht bewegen und hat keinen Appetit. Das Gesicht ist hellgelb.

Vater sagt, das Essen ist fertig!

Ja, Ja.

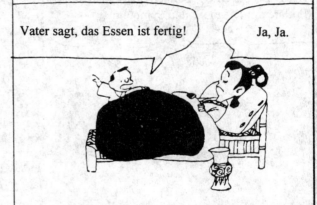

8. die Symptome des Nierenwindes sind: Der Kranke schwitzt übermäßig und fürchtet den Wind. Das Gesicht ist angeschwollen, und man steht wegen Schulterschmerzen nicht sicher.

Mutti, was hast Du?

Ich bin krank.

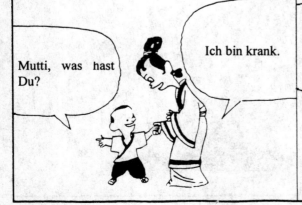

9. Das Gesicht wird schwarz wie Kohle, die Menstration ist unregelmäßig.

Bin ich das wirklich?

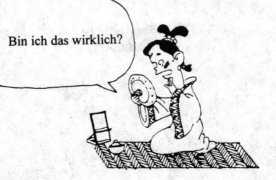

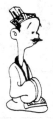

Bauchblähung ist eine Krankheit, bei der sich der Oberbauch aufbläht und die auf Verdauungsstörungen zurückzuführen ist.

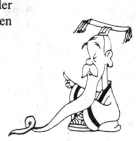

1. Wenn der Wind auf den Magen schlägt, schwitzt der Kranke in der Halsgegend und fürchtet den Wind.

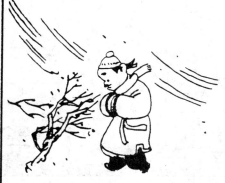

2. Der Kranke hat keinen Appetit, seine Verdauungskanäle sind verstopft und sein Bauch ist aufgebläht.

Da darfst deine Kleidung nicht anziehen.

Ich esse nicht mehr.

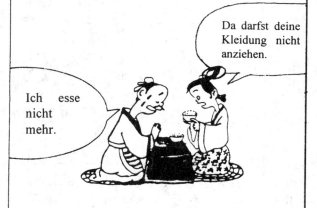

3. Wenn man zu wenig anzieht, bekommt man leicht eine Bauchblähung.

Ich mache einen Verdauungsspaziergang. Au!

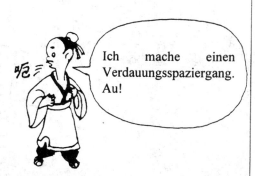

4. Wenn man zu kalt ißt, bekommt man Durchfall.

Au, Bauchschmerzen!

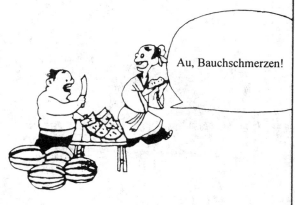

5. Wenn der Wind auf den Kopf schlägt, schwitzt man im Gesicht und fürchtet den Wind. Bevor das Wetter umschlägt bzw. der Wind bläst, hat der Patient schreckliche Kopfschmerzen, so daß er nicht mehr ins Freie gehen mag.

6. Während der Wind bläst, nehmen Schmerzen wieder ab.

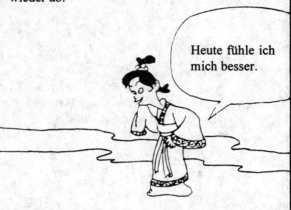

Heute fühle ich mich besser.

7. Wenn der Wind nach Alkoholgenuß auf den Körper schlägt, schwitzt man leicht bis übermäßig und fürchtet den Wind. Deshalb muß man sich unbedingt warm anziehen.

So, schön warm anziehen!

Danke!

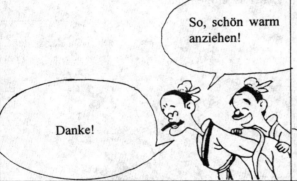

8. Bei jeder Mahlzeit hat man Schweißausbrüche, die Krankheit ist sehr schlimm, man schwitzt am ganzen Körper, hat Atembeschwerde und fürchtet vor dem Wind, die Kehle ist trocken, man ist zu schwach zum Arbeiten.

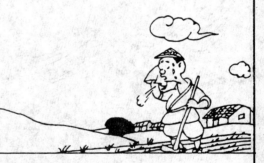

9. Wenn man an der Xiefeng leidet, schwitzt man übermäßig, hat eine trockene Kehle und ist unfähig, zu arbeiten. Man hat Schmerzen am ganzen Körper und friert sehr leicht.

Au, es geht mir so schlecht.

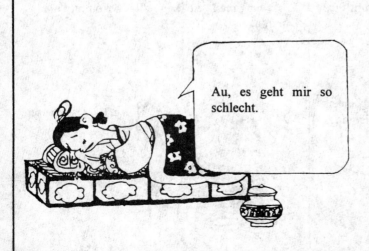

Das hast du sehr gut erklärt, bravo!

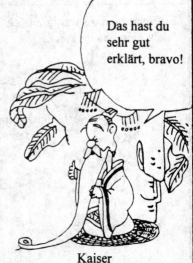

Kaiser

Das 43. Kapitel: Der Bi-Krankheit (Rheumatismus)

Bi: 1. Stauung. 2. Durch die Xieqi verursachte Stauung der Glieder, Kanäle und inneren Organe. 3. Es handelt sich hauptsächlich um durch Wind, Kälte oder Feuchtigkeit hervorgerufene Schmerzen, Gefühllosigkeit oder Entzündung der Glieder und Bewegungsstörungen.

Knochenrheumatismus wird durch Wind, Kälte, Feuchtigkeit und Xieqi verursacht, die auf das Knochenmark einwirken.

Sehnenrheumatismus ist durch Wind, Kälte, Feuchtigkeit und Xieqi verursachte Sehnenschmerzen.

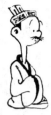

1. Der Kaiser fragt: Wie überfällt die Xieqi die fünf inneren Organe und die vitalen Organe des menschlichen Körpers und verursacht den Rheumatismus?

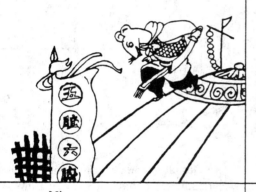

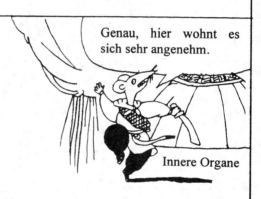

Genau, hier wohnt es sich sehr angenehm.

Innere Organe

2. Qi Bo antwortet: Die fünf inneren Organe und die sechs vitalen Organe des Körpers verbinden sich ineinander. Wenn die Xieqi in der Körperoberfläche lange Zeit unbehandelt bleibt, wird sie auf die inneren Organe übergreifen.

Nieren

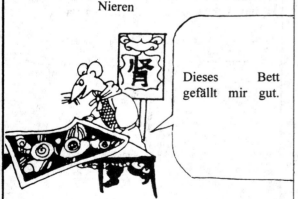

Dieses Bett gefällt mir gut.

3. Wenn der Knochenrheumatismus lange unbehandelt bleibt und wenn Wind, Kälte, Feuchtigkeit und Xieqi wiederholt auf die Knochen einwirken, werden die Nieren von der Xieqi überfallen.

4. Wenn der Sehnenrheumatismus lange unbehandelt bleibt und wenn Wind, Kälte, Feuchtigkeit und Xieqi wiederholt die Leber überfallen, wird die Leber krank.

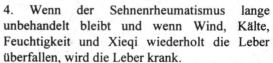

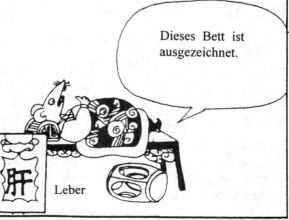

Dieses Bett ist ausgezeichnet.

Leber

5. Wenn der Blutgefäßrheumatismus unbehandelt bleibt und wenn die Blutgefäße wiederholt Wind, Kälte, Feuchtigkeit und Xieqi ausgesetzt sind, wird das Herz krank.

6. Wenn der Muskelrheumatismus unbehandelt bleibt und wenn Wind, Kälte und Feuchtigkeit wiederholt auf die Muskeln einwirken, wird die Milz krank.

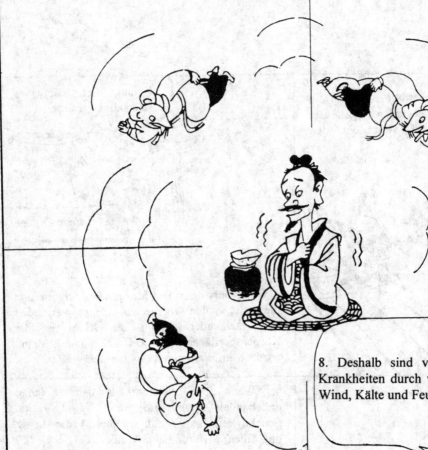

8. Deshalb sind verschiedene rheumatistische Krankheiten durch wiederholte Einwirkung von Wind, Kälte und Feuchtigkeit verursacht.

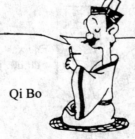

Qi Bo

7. Wenn der Hautrheutmatismus unbehandelt bleibt und wenn Wind, Kälte, Feuchtigkeit und Xieqi wiederholt auf die Haut schlägt, werden die Lungen krank.

Belutgefäßrheumatismus ist hauptsächlich ein Rheumatismus der Adern und Venen.

Hautrheumatismus ist eine Erkrankung der Hautflächen. Der Patient hat das Gefühl des Ameisenanlaufens und reagiert langsam.

Herzrheumatismus ist eine Herzkrankheit, die durch Erstickungsgefühl, Kurzatmigkeit und einetrockene Kehle gekennzeichnet ist. Diese Krankheit ist auf eine unbehandelte Blutgefäßerkrankung und Einwirkung von der Xieqi zurückzuführen.

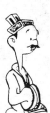 Leberrheumatismus ist eine Erkrankung der Leber mit den Symptomen: Kopfschmerzen, Hexenschuß und kalte Füsse. Der Kranke ist schreckhaft, hat Brustbeklemmung, übermäßigen Durst und vermehrte Harnausscheidung. Diese Krankheit ist von einer unbehandelten rheumatischen Erkrankung der Adern und der Einwirkung von Kälte verursacht.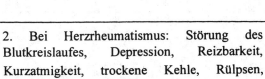

---

1. Bei Rheumatismus der fünf inneren Organe treten verschiedene Symptome auf; bei Lungenrheumatismus: Depression, Blähungsgefühl, Kurzatmigkeit und Erbrechen.

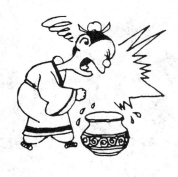

2. Bei Herzrheumatismus: Störung des Blutkreislaufes, Depression, Reizbarkeit, Kurzatmigkeit, trockene Kehle, Rülpsen, Schreckhaftigkeit und Unrast.

Das sind Teufel!

---

3. Bei Leberrheumatismus: Alpträume, übermäßiger Durt, vermehrte Harnausscheidnung.

Ich trinke und uriniere.

Was tust du?

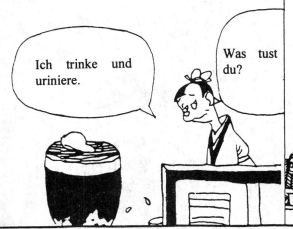

4. Wenn man an dieser Krankheit leidet, bläht der Bauch wie der einer schwangeren Frau.

Was ist denn mit mir los?

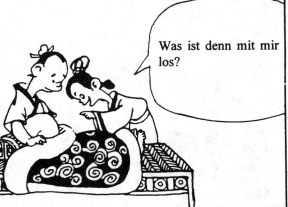

5. Bei dem Nierenrheumatismusa: Blähungsgefühl. Der Patient kann nur kriechen und den Körper nicht aufrichten, sein Rücken ist höher als sein Kopf.

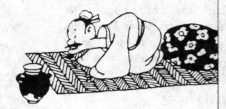

6. Bei Milzrheumatismus: Körperliche Schwäche, Husten, Erbrechen und Depression.

Ke! Ke!

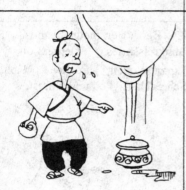

8. Da die Yangqi und Xieqi im Darm und Magen miteinander kämpfen, werden noch nicht verdaute Nahrungsmittel ausgeschieden.

Töten!

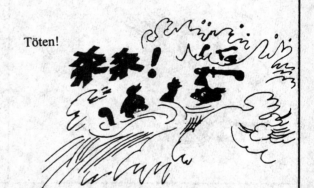
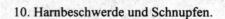

7. Bei dem Darmrheumatismus: Durst und Harnbeschwerde.

9. Symptome von Harnblasenrheumatismus: Unterleibschmerzen.

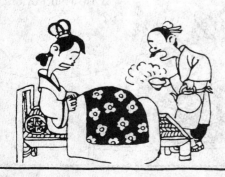

10. Harnbeschwerde und Schnupfen.

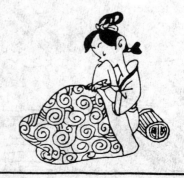

Nierenrheumatismus ist eine Nierenkrankheit. Die Gelenke des Patienten sind deformiert, es kommt zu rachitischen Veränderungen. Der Kranke hat einen rachitischen Rücken und kann den Körper nicht aufrichten. Diese Krankheit wird durch den Knochenrheumatismus und Einwirkung von der Xieqi verursacht.

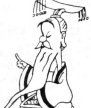

Milzrheumatismus ist eine Milzkrankheit mit Symptomen: Völlegefühl, körperliche Schwäche, Erbrechen und Husten. Die Krankheit wird durch wiederholte Einwirkung von Wind, Kälte und Feuchtigkeit verursacht.

Darmrheumatismus ist eine Funktionsstörung der vitalen Energie und des Blutkreislaufes im Dick- und Dünndarm, die zu Harnbeschwerde und Durchfall nach dem Abendessen führt.

1. Ruhe hilft, die vitale Energie in den inneren Organen zu halten; Beunruhigung führt dazu, daß die vitale Energie aufgezehrt wird.

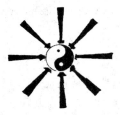

Erhalten

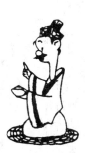

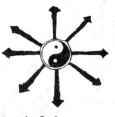

Aufzehren

2. Wenn man zu viel ißt, werden Darm und Magen geschädigt.

Mein Gott, ißt du immer noch!

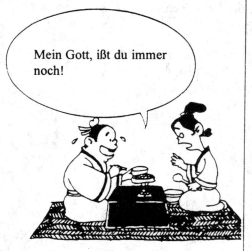

3. Gemeiner Gedanken verursacht stoßweise Atmung, weil sich Rheumatismus in den Lungen bildet.

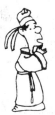

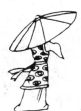

4. Gemeiner Gedanken verursacht Traurigkeit und Besorgnis, weil sich Rheumatismus im Herz bildet.

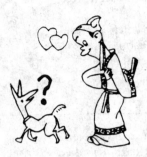

5. Gemeiner Gedanken verursacht Bettnässen, weil sich Rheumatismus in den Nieren bildet.

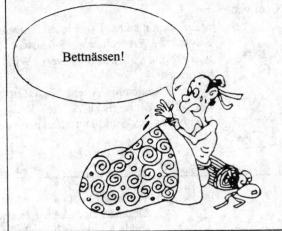

Bettnässen!

6. Gemeiner Gedanken verursacht Müdigkeit und Entkräftung, weil Rheumatismus in der Leber bildet.

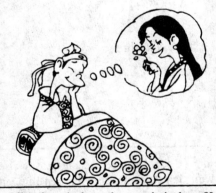

7. Gemeiner Gedanken verursacht Gewichtsabnahme, weil sich Rheumatismus in der Milz bildet.

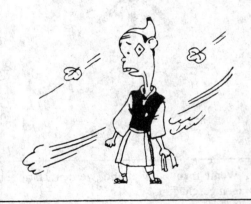

8. Alle chronischen rheumatistischen Krankheiten, die lange Zeit nicht behandelt werden, werden sich über die inneren Organe verbreiten.

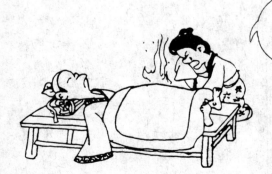

Du bist für eine unbekannte Frau gestorben, mein dummes Kind!

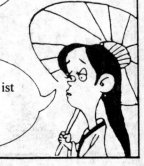

Ah, er ist meineswegen gestorben.

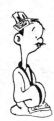

Knochenrheumatismus ist eine Milzkrankheit mit den Symptomen: Deformierungen der Gelenke, rachitische Veränderungen. Der Rücken wird buchlig, man kann sich nicht mehr aufrichten. Diese Krankheit ist darauf zurckzuführen, daß der Rheumatismus zu lange in den Knochen bleibt und daß die Xieqi wiederholt auf die Knochen wirken.

1. Huangdi
   fragt:

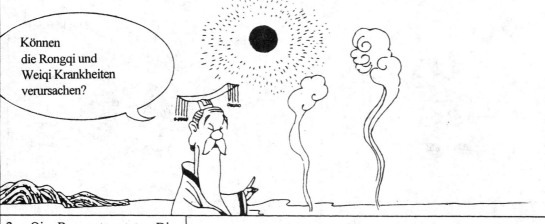

Können die Rongqi und Weiqi Krankheiten verursachen?

2. Qi Bo antwortet: Die Rongqi ist von Shui Gu (Wasser und Nahrungsmitteln) erzeugte vitale Energie.

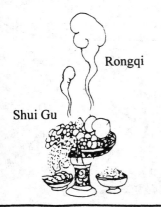

Rongqi

Shui Gu

3. Die Rongqi und Weiqi können in den fünf inneren Organen harmonisch arbeiten und den vielen Körperteilen zugeführt werden.

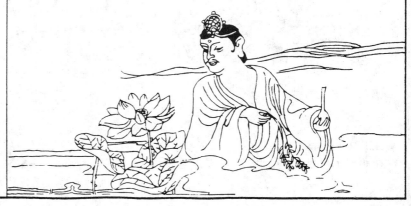

103

4. Die Rongqi zirkuliert durch die Blutgefäße zu den fünf inneren Organen und den vitalen Organen der menschlichen Organe.

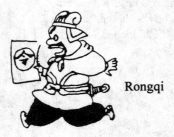

Rongqi

5. Die Weiqi ist durch Wasser und Nahrungsmittel erzeugt und kann nicht in die Blutgefäße strömen.

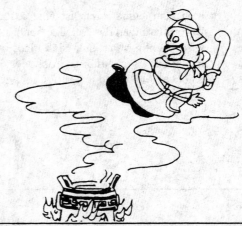

6. Sie zirkuliert zwischen Haut und Muskel und auf der Brust- und Bauchfläche.

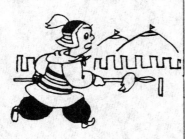

7. Wenn das Gleichgewicht zwischen der Rongqi und der Weiqi zerstört wird, wird man krank.

Duellieren!

Duellieren!

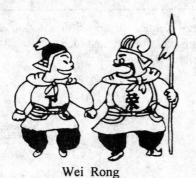

Rong

Wei

8. Allgemein gesagt, wenn die Rongqi und Weiqi sich nicht mit Wind, Kälte und Feuchtigkeit verbinden, gibt es keinen Rheumatismus.

Wei Rong

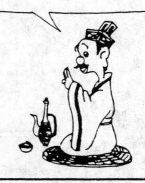

Wenn Rong und Wei in Harmonie sind, wird die Krankheit geheilt.

Das 44. Kapitel: Die Wei Bi-Krankheit (Kräfteverfall und Muskelschwund)

Mit Wei Bi ist der Schwund und Kräfteverfall der Gliedmaßen gemeint.
Es gibt zwei Symptome: 1) Schwäche und Unterfunktion der Gliedmaßen. 2) Lähmung der unteren Gliedmaßen.

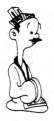
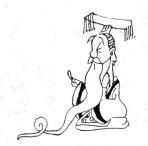

1. Der Kaiser fragt: Was verursacht den Rheumatismus?

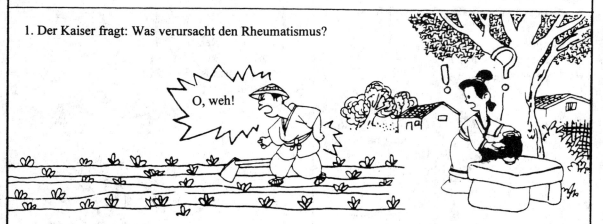

O, weh!

2. Qi Bo antwortet: Wind, Kälte und Feuchtigkeit verursachen gemeinsam den Rheumatismus.

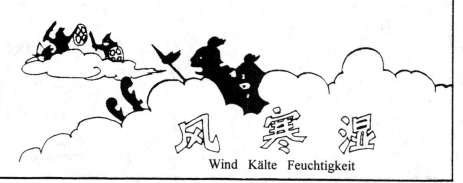

Wind   Kälte   Feuchtigkeit

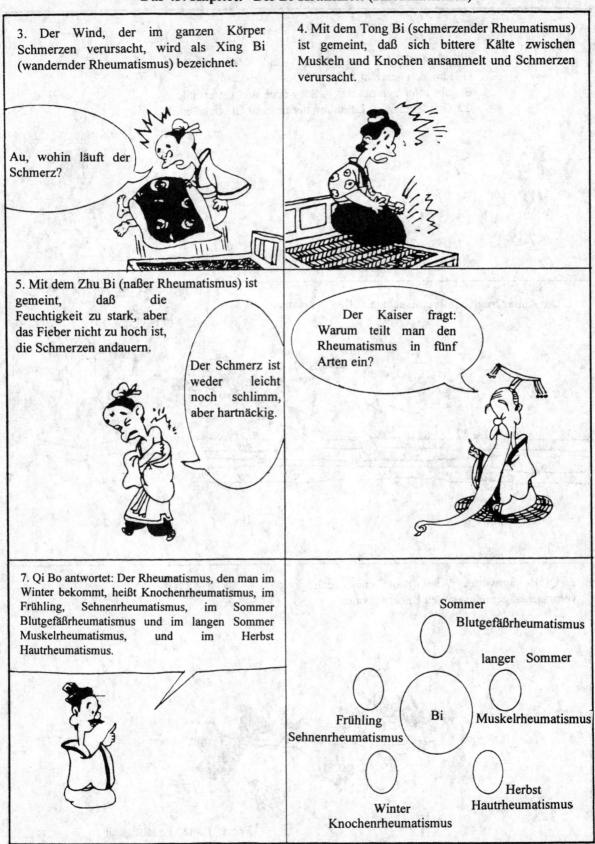

3. Der Wind, der im ganzen Körper Schmerzen verursacht, wird als Xing Bi (wandernder Rheumatismus) bezeichnet.

Au, wohin läuft der Schmerz?

4. Mit dem Tong Bi (schmerzender Rheumatismus) ist gemeint, daß sich bittere Kälte zwischen Muskeln und Knochen ansammelt und Schmerzen verursacht.

5. Mit dem Zhu Bi (naßer Rheumatismus) ist gemeint, daß die Feuchtigkeit zu stark, aber das Fieber nicht zu hoch ist, die Schmerzen andauern.

Der Schmerz ist weder leicht noch schlimm, aber hartnäckig.

Der Kaiser fragt: Warum teilt man den Rheumatismus in fünf Arten ein?

7. Qi Bo antwortet: Der Rheumatismus, den man im Winter bekommt, heißt Knochenrheumatismus, im Frühling, Sehnenrheumatismus, im Sommer Blutgefäßrheumatismus und im langen Sommer Muskelrheumatismus, und im Herbst Hautrheumatismus.

Sommer
Blutgefäßrheumatismus

langer Sommer

Bi

Muskelrheumatismus

Frühling
Sehnenrheumatismus

Herbst
Hautrheumatismus

Winter
Knochenrheumatismus

Mit Wei ist Muskelschwund gemeint, der durch chronische Schwäche und Kraftlosigkeit in den Sehnen und Blutgefäßen der Gliedmaßen verursacht wird. Meistens sind die Beine, manchmal ein Bein bzw. alle vier Gliedermaßen vom Schwund betroffen.

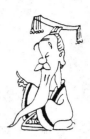

1. Der Kaiser fragt: Was kann Wei verursachen?

2. Qi Bo antwortet: Die Lungen sind Nr. 1 unter allen inneren Organen und schützen das Herz.

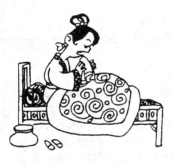

Lungen 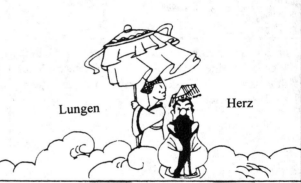 Herz

3. Wenn Wünsche oder Forderungen nicht erfüllt werden, kann die Feiqi nicht reibungslos zirkulieren, was eine krankhafte Veränderung verursacht. Es kommt zu Lungenfieber; die Lungenflügel werden gebleicht.

Du hast es mir doch versprochen.

Auch wenn alle unsere Nachbarn Juwelen besitzen, kann ich deinen Wunsch nicht erfüllen.

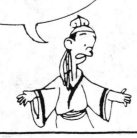

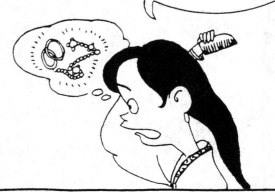

4. Deshalb sind die inneren Organe wegen des Lungenfiebers krank und verursachen den Kräfteverfall.

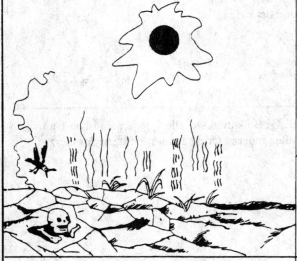

5. Wenn tiefe Trauer das Herz beeinträchtigt, verstopfen sich die Atemwege. Bei der starken Yangqi muß das Blut nach unten fließen. Deshalb hat man oft Blut im Harn.

Ich bin schwer krank.

6. So heißt es im *Ben Bing*, dem klassischen Werk der Inneren Medizin. Die Aderschwäche führt zuerst zu Muskelrheumatismus und dann zu Blutgefäßschwund.

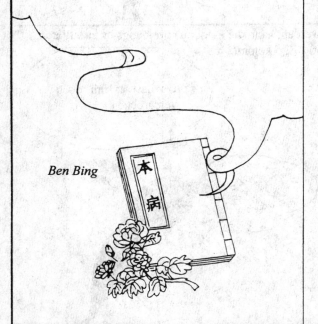

Ben Bing

7. Wenn man übermäßig fantasiert, ohne daß die Wünsche erfüllt werden, gemeinen Gedanken hat und die Nieren durch übermäßigen Geschlechtsverkehr verletzt worden sind, funktionieren die zwölf Kanäle an den Genitalien träge und langsam. Dies löst Kanalschwund und Weißfluß aus.

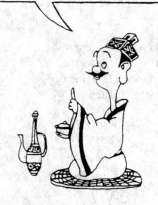

Xia Jing, der Titel eines klassischen medizinischen Buchs.
Schwund von zwölf Kanälen an den Genitalien.

Muskelschwund ist ein Schwäche-Syndrom. Symptome:
Schwäche der Gliedmaßen, verlangsamte Reation von Sehnen
und Nerven.

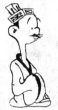

Knochenschwäche ist ein Schwäche-Syndrom. Symptome:
Schmerzen im Rücken, kein aufrichter Gang möglich,
kraftlose Beine, Zahnverfall.

1. Im Xia Jing heißt es: Muskelschwund wird von der
Leberkrankheit verursacht. Diese kommt wieder von
übermäßigem Geschlechtsverkehr, der die Jingqi (die
primordiale Energie) beeinträchtigt.

Du sollst fleißig
Xia Jing lesen.

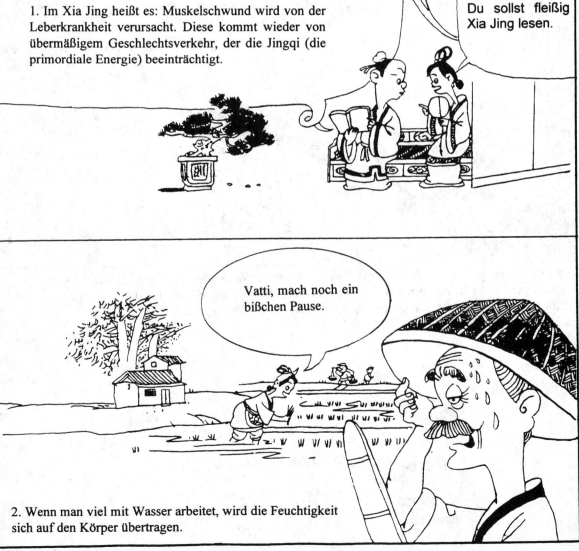

Vatti, mach noch ein
bißchen Pause.

2. Wenn man viel mit Wasser arbeitet, wird die Feuchtigkeit
sich auf den Körper übertragen.

3. Wer in einer feuchtigen Gegend wohnt, dessen Muskeln können von der Feuchtigkeit und der Xieqi befallen werden, so daß Muskelschwund auftritt. So heißt es im Xia Jing.

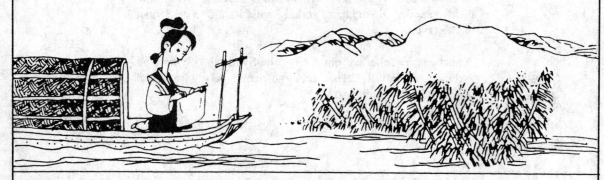

4. Auf einer langen Reise in großer Hitze wird man müde und durstig. Beim Durst ist der Körper von der Yangqi erfüllt, die Hitze dringt in die Nieren ein.

Ich bekomme brennenden Durst; sogar der Wind ist heiß.

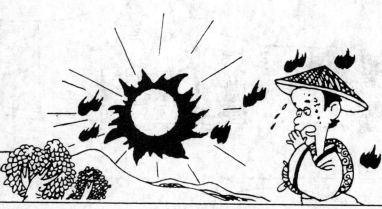

5. Die Nieren gehören zu dem Shui (Wasser). Wenn das Wasser die Hitze nicht bekämpfen kann, werden die Knochen porös und das Knochenmark trocknet aus, so daß die Beine den Körper nicht tragen können. Diese Krankheit heißt Knochenschwund.

Deshalb heißt es im Xia Jing: der Knochenverfall kommt von der Hitze.

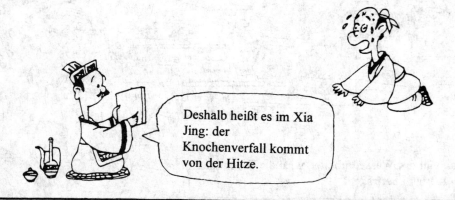

Das 47. Kapitel: Seltene Krankheiten

Siji ist eine Krankheit, bei der die Feiqi staut, Beklemmung in der Brust und Blähung des Hypochondriums auftreten. Diese Krankheit ist schwer auszukurieren, aber beeinträchtigt den Appetit nicht.

Huangmo (Gekröse): Damit ist das Darm- und Dickdarmgekröse gemeint.

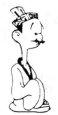

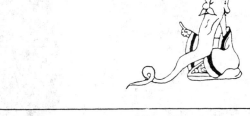

1. Warum sind Bauchblähung, Magendrücken und Schluckauf sowie Asthma nach zwei oder drei Jahren noch nicht behandelt?

2. Qi Bo: Diese Krankheit heißt Xiji, sie beeinträchtigt den Appetit nicht. Man darf bei dieser Krankheit weder Akupunktur noch Moxenbehandlung anwenden.

3. Es ist notwendig, die Blutstauung mit Medikamenten und Ableitungsmethode zu behandeln.

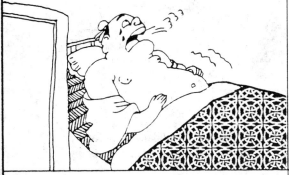

Es ist Zeit für deine Medizin.

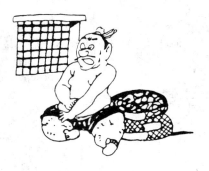

4. Der Kaiser fragt: was für eine Krankheit ist das, wenn man an dem Unter- und Oberschenkel Blähung und um den Nabel Schmerzen hat?

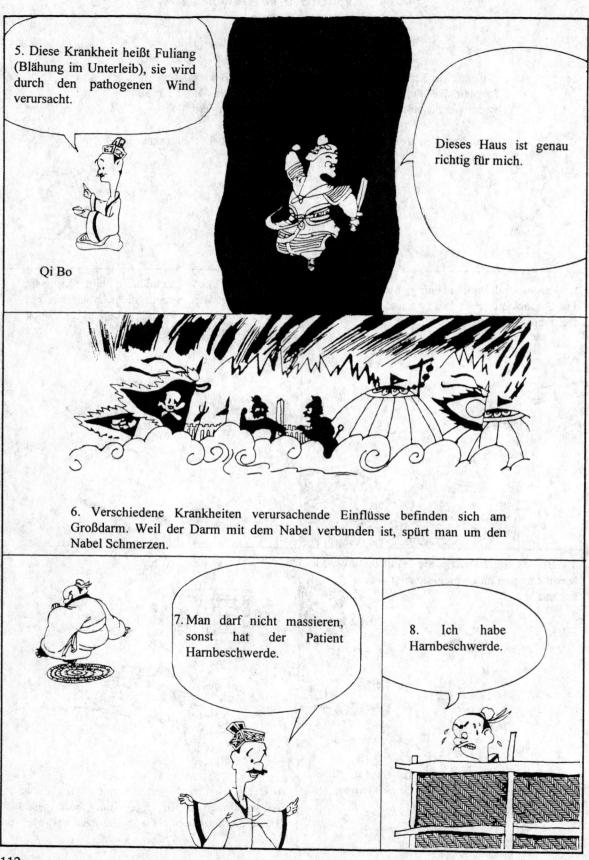

5. Diese Krankheit heißt Fuliang (Blähung im Unterleib), sie wird durch den pathogenen Wind verursacht.

Qi Bo

Dieses Haus ist genau richtig für mich.

6. Verschiedene Krankheiten verursachende Einflüsse befinden sich am Großdarm. Weil der Darm mit dem Nabel verbunden ist, spürt man um den Nabel Schmerzen.

7. Man darf nicht massieren, sonst hat der Patient Harnbeschwerde.

8. Ich habe Harnbeschwerde.

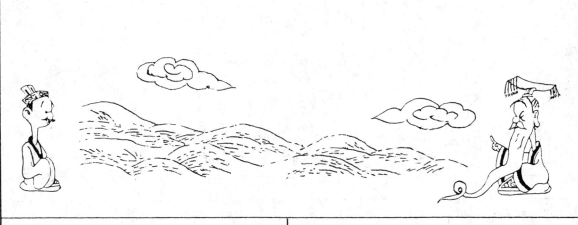

1. Der Kaiser fragt: Was bedeutet es, wenn eine schwangere Frau im neunten Monat nicht mehr sprechen kann?

2. Qi Bo antwortet: Das Phänomen ist darauf zurückzuführen, daß der Fetus auf die Seitenkanäle des Mutterkuchens drückt. Der Druck führt dazu, daß diese Kanäle stauen.

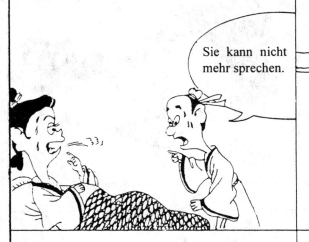

Sie kann nicht mehr sprechen.

Das ist nicht schlimm.

4. Der Kaiser fragt: Wie kann man diese Krankheit behandeln?
Qi Bo antwortet: Es ist nicht notwendig, sie zu behandeln. Nach der Entbindung kann sie wieder sprechen.

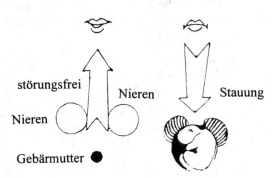

störungsfrei

Nieren

Nieren

Stauung

Gebärmutter ●

3. Die Seitenkanäle des Mutterkuchens verbinden die Nieren, und die Shaoyin-Kanäle der Nieren sind durch die Nieren mit dem Zungengrund verbunden. Wenn der Fetus auf diese Seitenkanäle drückt, hat die schwangere Frau eine heisere Stimme.

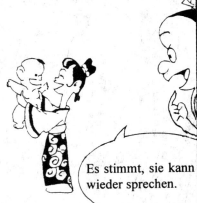

Es stimmt, sie kann wieder sprechen.

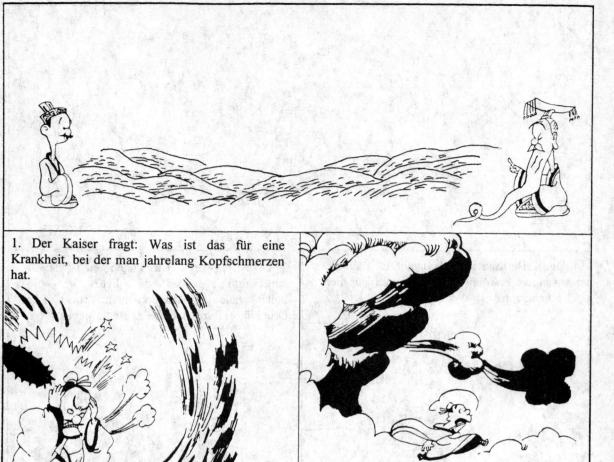

1. Der Kaiser fragt: Was ist das für eine Krankheit, bei der man jahrelang Kopfschmerzen hat.

2. Qi Bo antwortet: Wenn die Kälte stark auf den Kopf schlägt, bekommt man Kopfschmerzen.

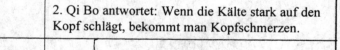

3. Zahnschmerzen sind furchtbar, auch wenn Zahnschmerzen keine richtige Krankheit sind.

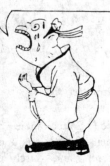

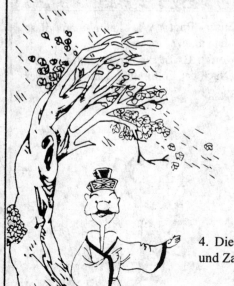

4. Die durch Kälte verursachte Kopf- und Zahnschmerzen heißen Jue Nie.

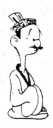

Bi Dan (Milzhitze) ist ein antiker Namen für eine Krankheit, bei der die innere Hitze süße Geschmackempfindung und Durst verursacht.

Diese Krankheit ist durch heftigen Durst, steigende Harnmenge und Nahrungssteigerung gekennzeichnet.

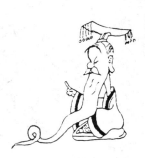

1. Der Kaiser fragt: Warum hat man einen süßen Geschmack im Mund? Was für eine Krankheit ist das?

Wieso gibt es im Mund süße Geschmackempfindung?

Was ist denn los?

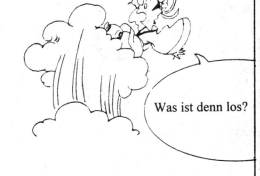

2. Qi Bo antwortet: Wenn die Jingqi (primordiale Energie) in den fünf Geschmäcken nach oben überströmt, bekommt man Bi Dan.

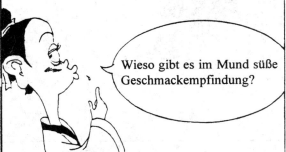

Vorsteher, alle Getreide sind da.

80 Prozent Zucker.

Ich habe niedergeschrieben.

Milz

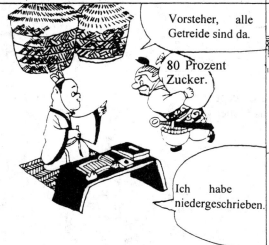

3. Nahrung wird im Magen gespeichert.

4. 50 Prozent der Essenz aus Nahrung werden von der Milz verdaut und transportiert.

5. Infolge von Milzhitze funktioniert die Milz anormal, deshalb bleibt der Speichel in der Milz, so daß sich man im Munde eine süße Geschmackempfindung hat.

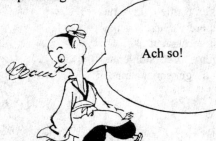

Ach so!

6. Wenn man zu viel Delikatessen und Fettes ißt, bekommt man die Zuckerkrankheit.

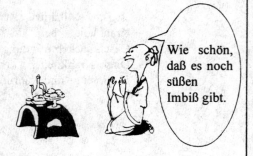

Wie schön, daß es noch süßen Imbiß gibt.

Ist heute eine Hitze!

7. Fettes führt zu Hitze.

8. Süßigkeiten verursachen Brustbeklemmung und Völlegefühl. Wenn die Milz nicht normal funktioniert, überströmt die Jingqi nach oben, leidet man an Zuckerkrankheit.

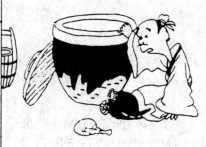

Man soll diese Krankheit mit dem duftenden Wasserdost heilen, um das Fieber zu senken, so sagt Qi Bo.

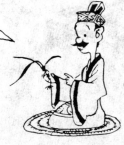

Qi Bo

9. Dieses Rezept gehört zu einem der 13 Rezepte im Ne Jing.

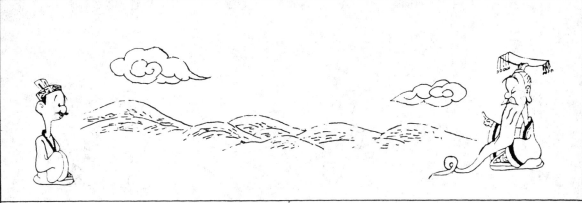

1. Der Kaiser fragt: Was bedeutet es, wenn man eine bittere Geschmackempfindung im Munde hat? Warum kann man diese Empfindung nicht beseitigen, wenn man auch die Nadel in den Akupunkturpunkt Yanglingquan appliziert? Was verursacht diese Krankheit?

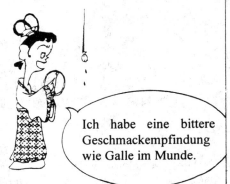

Ich habe eine bittere Geschmackempfindung wie Galle im Munde.

2. Dan Dan bedeutet Gallenfieber.

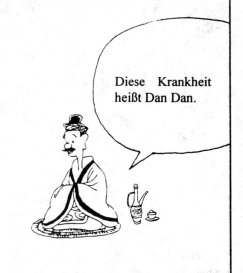

Diese Krankheit heißt Dan Dan.

3. Die Funktion der Leber ist wie die des Generals. Sie leistet dem Befehl der Galle, dem Kommandeur, Folge, während die Kehle dem Befehl der Leber gehorcht.

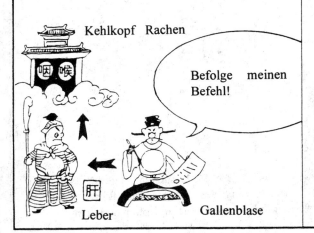

Kehlkopf Rachen

Befolge meinen Befehl!

Leber   Gallenblase

4. Wer Gallenfieber hat, handelt oft zögerlich und ist bedrückt, weil er keine normale Gallenfunktion hat, überströmt die Galle nach oben, dann entsteht die bittere Geschmackempfindung im Munde.

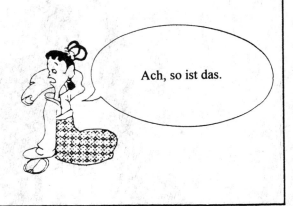

Ach, so ist das.

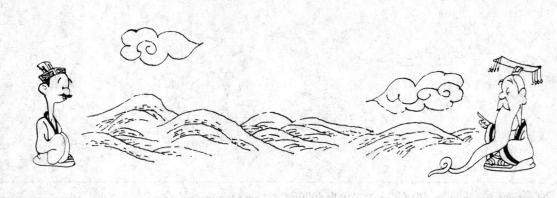

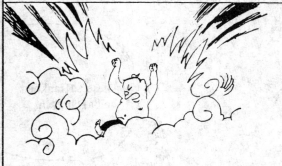

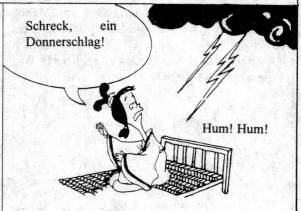

1. Der Kaiser fragt: Warum haben manche Menschen nach der Geburt Epilepsie? Was verursacht diese Krankheit?

2. Diese Krankheit ist darauf zurückzuführen, daß die schwangere Frau während ihrer Schwangerschaft panischer Angst zu Ständen hatte.

3. Dabei zirkuliert die Qi nach oben, aber nicht nach unten; die Jingqi sammelt sich, zieht nicht ab.

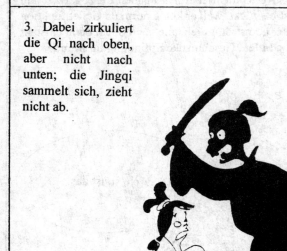

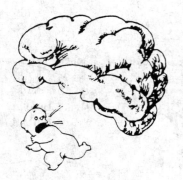

4. Alle diese Ursachen beeinflussen die Entwicklung des Fetuses und führen dazu, so daß das Neugeborene an Epilepsie leidet.

Das 74. Kapitel: Die Veränderung der Wetterlage im ersten und dem letzten Halbjahr und die durch sechs Qi verursachten Krankheiten

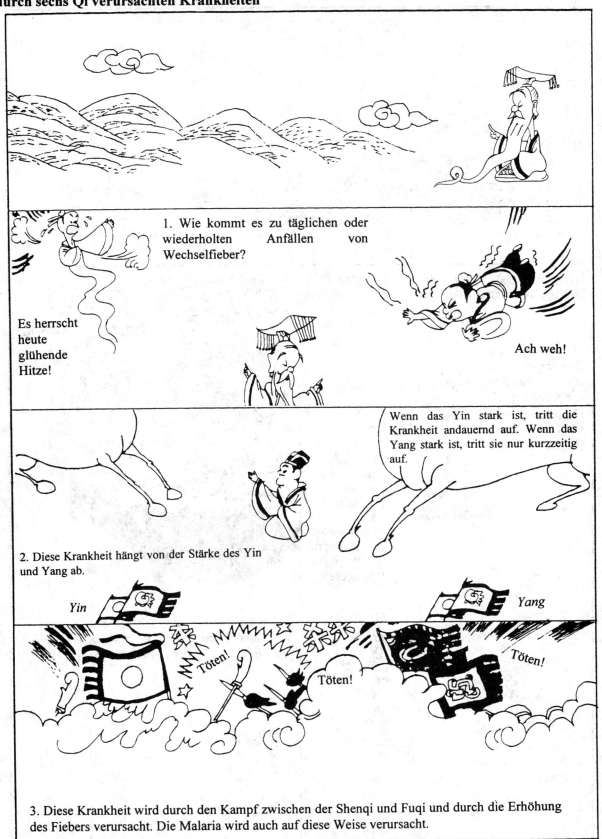

1. Wie kommt es zu täglichen oder wiederholten Anfällen von Wechselfieber?

Es herrscht heute glühende Hitze!

Ach weh!

Wenn das Yin stark ist, tritt die Krankheit andauernd auf. Wenn das Yang stark ist, tritt sie nur kurzzeitig auf.

2. Diese Krankheit hängt von der Stärke des Yin und Yang ab.

Yin

Yang

Töten!

Töten!

Töten!

3. Diese Krankheit wird durch den Kampf zwischen der Shenqi und Fuqi und durch die Erhöhung des Fiebers verursacht. Die Malaria wird auch auf diese Weise verursacht.

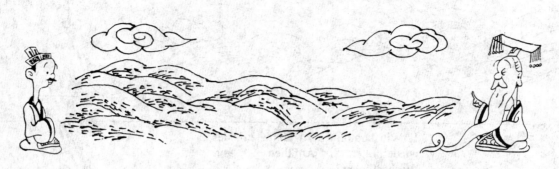

Der Kaiser fragt: Warum gibt es in Rezepten die Begriffe Monarch und Minister?

Qi Bo antwortet: Die Arznei, die bei der Behandlung der Krankheit eine Hauptrolle spielt, heißt Junyao (Monarch-Arznei).

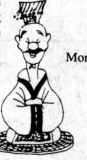

Monarch

Die Arznei, die die obigen Arzneien zum Krankheitsherd ableitet, heißt Shiyao (Gesandte).

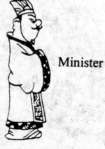

Minister

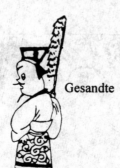

Gesandte

Die Arznei, die die Heilwirkung stärkt, heißt Fuyao (Hilfsmedizin).

Schlagen! Töten!

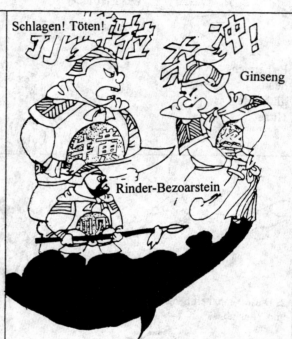

Ginseng

Rinder-Bezoarstein

Mit Sanpin (drei Klassen) ist die Klassifizierung und Unterscheidung der Eigenschaften der Arzneien gemeint.

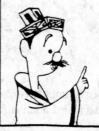

Fünf Geschmäcke der Arzneien, die die Rolle von Yin und Yang spielen.

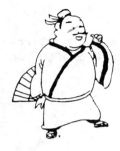

Süßes gehört zu Yang.

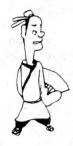

Saueres und Bitteres führen stark ab und gehören zu Yin.

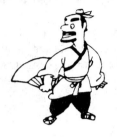

Salziges führt stark ab und gehört zu Yin.

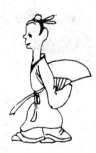

Leichtsalziges führt schwach ab und gehört zu Yang.

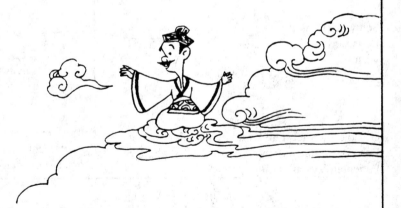

Scharfes, Süßes, Saueres, Bitteres und Salziges können zum Adstringieren oder Schwitzen, schnellen und blitzschnellen Trockenen oder zum Befeuchten, Weichen oder Festigen beitragen.
Je nach Eigenart der Krankheit soll man Medizin einnehmen, um die vitale Energie und den Blutkreislauf zu regulieren, und um das Gleichgewicht aufrechtzuerhalten.

Konjin (Trismus): Der Mund klemmt, man kann ihn nicht öffnen.

Jing Bing ist eine Krampfkrankheit mit den folgenden Symptomen: Der Patient hat einen steifen Rücken, Kieferklemme und Krampfe in den vier Gliedern. So heißt es in Da Yao, einem verlorengegangenen Klassiker der Medizin.

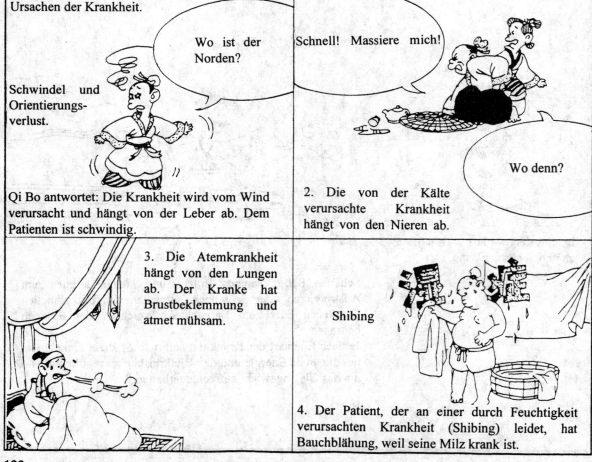

Ursachen der Krankheit.

Wo ist der Norden?

Schwindel und Orientierungsverlust.

Qi Bo antwortet: Die Krankheit wird vom Wind verursacht und hängt von der Leber ab. Dem Patienten ist schwindig.

Schnell! Massiere mich!

Wo denn?

2. Die von der Kälte verursachte Krankheit hängt von den Nieren ab.

3. Die Atemkrankheit hängt von den Lungen ab. Der Kranke hat Brustbeklemmung und atmet mühsam.

Shibing

4. Der Patient, der an einer durch Feuchtigkeit verursachten Krankheit (Shibing) leidet, hat Bauchblähung, weil seine Milz krank ist.

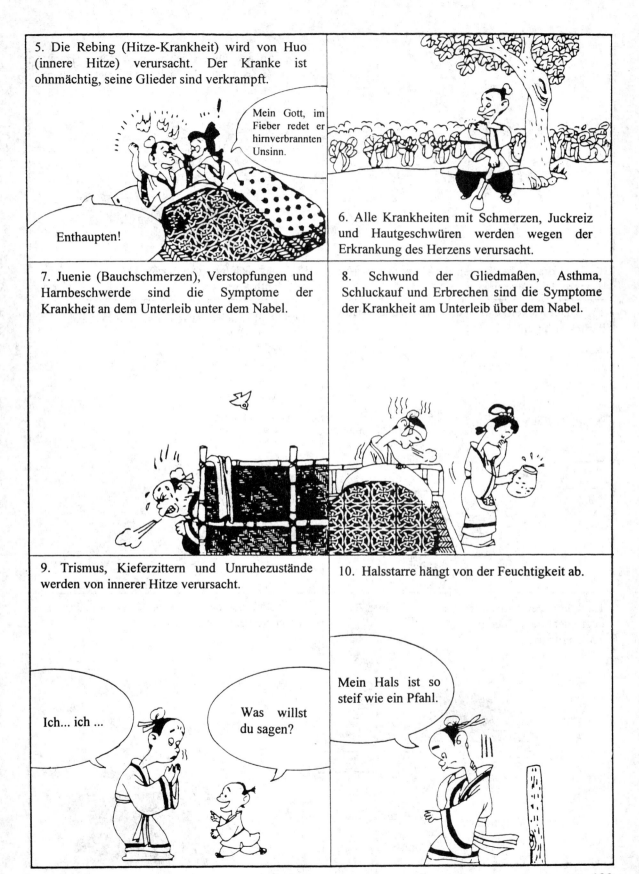

5. Die Rebing (Hitze-Krankheit) wird von Huo (innere Hitze) verursacht. Der Kranke ist ohnmächtig, seine Glieder sind verkrampft.

6. Alle Krankheiten mit Schmerzen, Juckreiz und Hautgeschwüren werden wegen der Erkrankung des Herzens verursacht.

7. Juenie (Bauchschmerzen), Verstopfungen und Harnbeschwerde sind die Symptome der Krankheit an dem Unterleib unter dem Nabel.

8. Schwund der Gliedmaßen, Asthma, Schluckauf und Erbrechen sind die Symptome der Krankheit am Unterleib über dem Nabel.

9. Trismus, Kieferzittern und Unruhezustände werden von innerer Hitze verursacht.

10. Halsstarre hängt von der Feuchtigkeit ab.

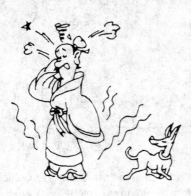

11. Das drastische Steigen der Qi wird von Huo (innerer Hitze) verursacht.

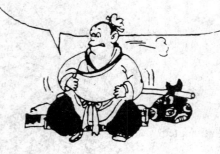

12. Bauchblähung ist auf die Hitze zurückzuführen.

13. Ruhelosigkeit und Wut sind auch auf Huo zurückzuführen.

14. Die plötzliche Starre hängt vom Wind ab.

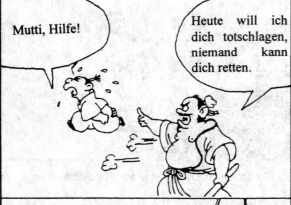

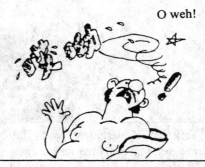

15. Wenn der Patient im Bett liegt, sieht sein Bauch wie ein Trommel aus.

16. Ödem, Schmerzen, Schrecken und Unruhe werden von Huo verursacht.

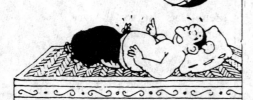

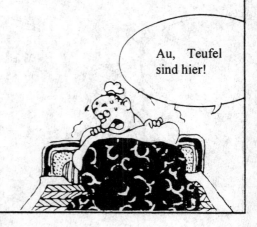

17. Wadenkrampf und trüber Harn sind auf die Hitze zurückzuführen.

Warum ist mein Harn so trüb?

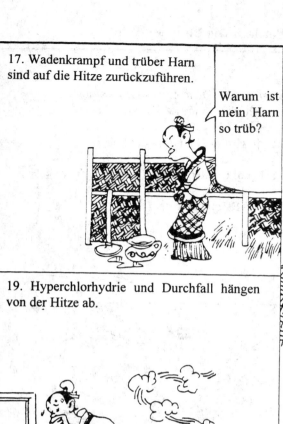

18. Klarer Harn wird durch Kälte verursacht.

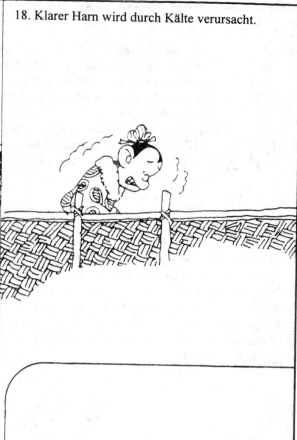

19. Hyperchlorhydrie und Durchfall hängen von der Hitze ab.

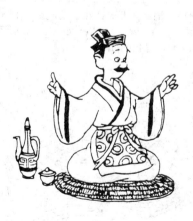

20. Deshalb heißt es in Da Yao (ein medizinisches Buch): Man soll die Krankheitsursachen und die Beziehungen zwischen verschiedenen Krankheiten und Symptomen genau untersuchen. Vor allem soll man die Wu Qi (Herz-, Leber- Lungen-, Nieren- und Milz-Qi) analysieren. Dann kann man den störungsfreien Blutkreislauf und den Qi-Strom regulieren und das Gleichgewicht herstellen.

Schwäche der Feiqi: Wenn es den Lungen an der Qi mangelt, ist dies auf Überanstrengung, Depression, Schwäche nach überstandener Krankheit oder langwierigem Husten zurückzuführen.

Schwache Ganqi: Beim Mangel an der Ganqi wird die Funktion der Leber als Blutspeicher gestört.

Schwache Shenqi: Beim Mangel an der Schenqi (vitaler Energie der Nieren) wird die Funktion der Nieren gestört.

Schwache Xinqi (vitale Energie vom Herz): Es mangelt dem Herzen an der Qi.

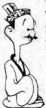

1. Welche Krankheitursachen kann man an Träumen erkennen?

Wenn es an der Qi mangelt und die Qi vom Bauch zum Herzen strömt, träumt man Wahnsinniges. Bei brennenden Schmerzen träumt man Alptraum.

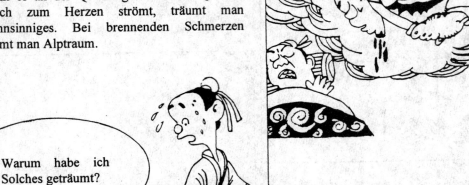

Warum habe ich Solches geträumt?

2. Beim Mangel an der Feiqi träumt man Grausames wie Mord und Blutbad.

3. Wenn es zu viel Jin (Metall) gibt, träumt man vom Krieg.

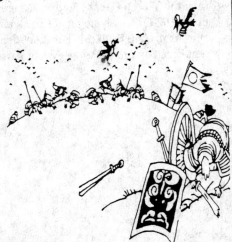

4. Beim Mangel an der Shenqi (Nieren-Qi) träumt man von gekenterten Schiffen und ertrinkenden Menschen.

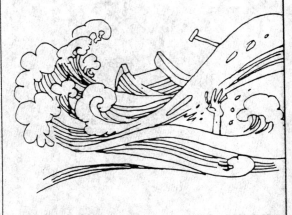

5. Wenn es zu viel Shui (Wasser) gibt, träumt man von Schrelickchem im Wasser.

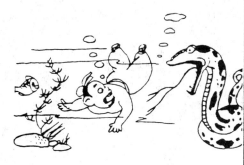

6. Beim Mangel an der Ganqi (Leber-Qi) träumt man von Pilzen, Gras und Bäumen.

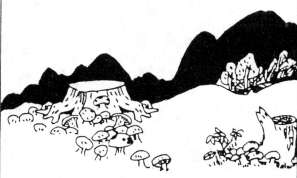

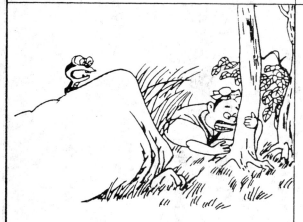

7. Wenn es zu viel Mu (Holz) gibt, träumt man, daß man sich unter einem Baum versteckt und nicht wagt, sich aufzurichten.

8. Beim Mangel an der Xinqi (Herz-Qi) träumt man von Feuer, Sonne, Donner und Blitz.

9. Beim Mangel an der Biqi (Milz-Qi) träumt man vom Hunger.

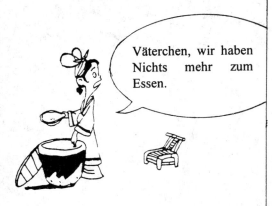

Väterchen, wir haben Nichts mehr zum Essen.

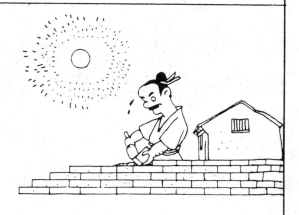

10. Wenn die Biqi zu stark ist, träumt man von Mauern.

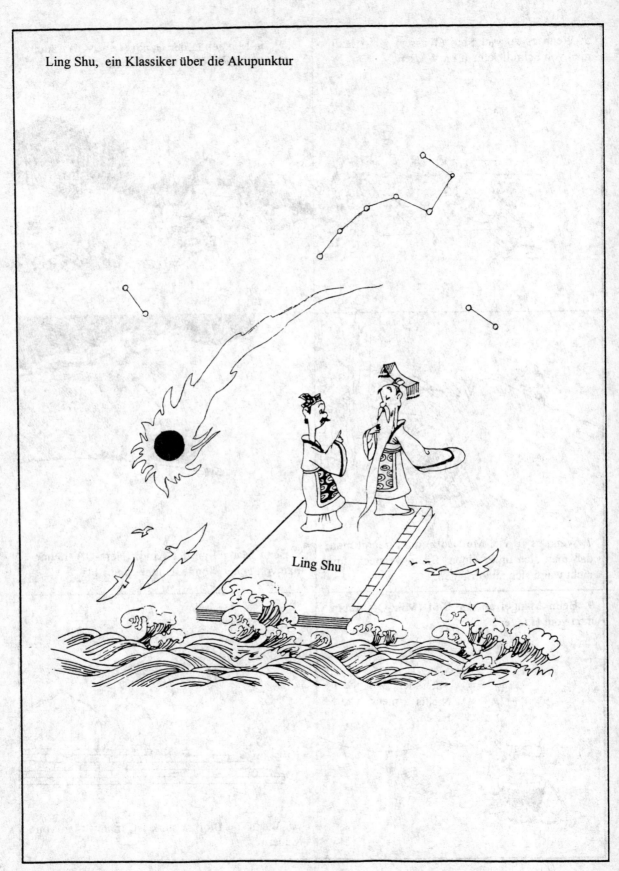

Ling Shu, ein Klassiker über die Akupunktur

Ling Shu

128

Das 8. Kapitel: Die Entstehung und Klassifizierung vom Geist und die Beziehung zwischen dem Geist und der Gesundheitspflege

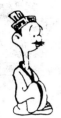

Nao: Der zweiköpfige Armmuskel
Chuai: Der Zwillingswadenmuskel

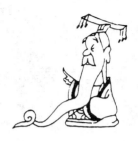

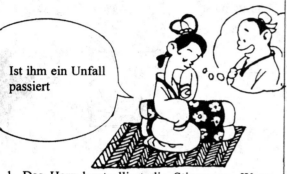

Ist ihm ein Unfall passiert

1. Das Herz kontrolliert die Stimmung. Wenn man immer Angst hat, unruhig ist und sich viel überlegt, wird die Stimmung beeinträchtigt.

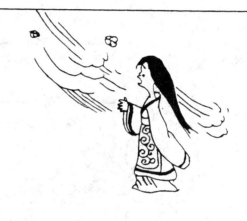

2. Wenn die Stimmung beeinträchtigt wird, gerät man in Panik und weiß weder ein noch aus.

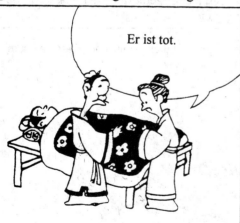

Er ist tot.

3. Sind zweiköpfiger Armmuskel und Zwillingswadenmuskel schwach und Haut und Haare stumpf werden, tritt im Winter der Tod ein.

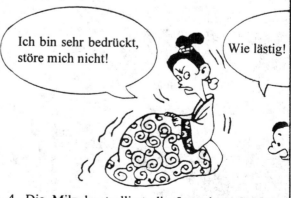

Ich bin sehr bedrückt, störe mich nicht!

Wie lästig!

4. Die Milz kontrolliert die Intention. Großer und unüberwindlicher Kummer kann die Intention beeinträchtigen.

5. Wenn die Intention beeinträchtigt wird, ist man beklemmt. Füße und Hände können sich nicht bewegen. Haut und Haare werden stumpf.

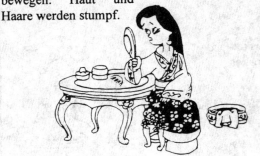

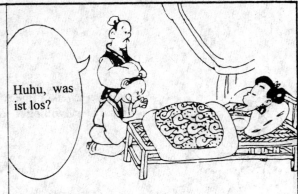

Huhu, was ist los?

6. Dann stirbt man im Frühling.

Ich bin so traurig, daß meine Frau gestorben ist.

Vatti, ich vermisse meine Mutti!

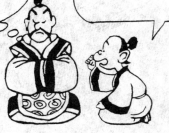

Mach, daß du fortkommst!

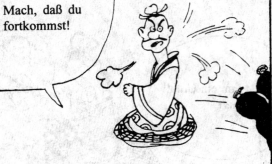

7. Die Leber kontrolliert die Seele. Tiefe Trauer stört die inneren Organe und beeinträchtigt die Seele.

8. Wenn die Seele beeinträchtigt wird, wird man ungeschickt, gerät aus der Fassung bzw. wird verrückt.

9. Der Penis schrumpft, die Muskeln verkrampfen, die Rippen sinken, Haut und Haare werden stumpf und tritt im Herbst der Tod ein.

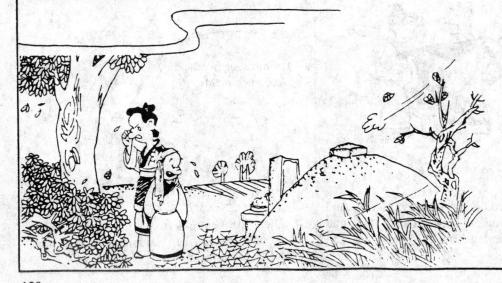

Fan Jin, eine Figur in den Geschichten aus dem Gelehrtenwald, ein Roman aus der Qing-Dynastie (1644-1911), wird vor Freude verrückt, nachdem er die Prüfung auf Provinzebene bestanden hat und zum Juren (akademischer Grad der staatlichen Prüfungen) befördert worden ist.

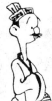

Mangel an Yin ist Mangel an Körperflüssigkeit; es mangelt dem Tuberkulose-Patienten an Yin. Diese Krankheit hängt von der Störung des vegetativen Nervensystems ab.

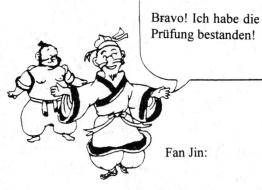

Bravo! Ich habe die Prüfung bestanden!

Fan Jin:

Ich habe die Prüfung bestanden.

1. Die Lungen kontrollieren den Geist. Wenn man vor Freude außer sich ist, wird der Geist beeinträchtigt.

2. Wenn die Seele verletzt wird, verliert man das Bewußtsein für Anwesende.

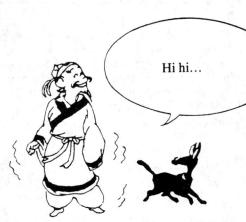

Hi hi...

O schade! Ich habe nur eine vergebliche Freude.

Ich habe die Prüfung bestanden...

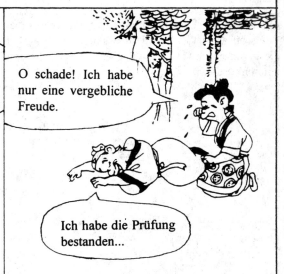

3. Wenn Schlächter Hu, sein Schwiegersohn keine Ohrfeige gegeben und ihn nicht zur Vernunft gebracht hätte, würden Fan Jins Haut und Haare stumpf.

4. Er könnte im Sommer sterben.

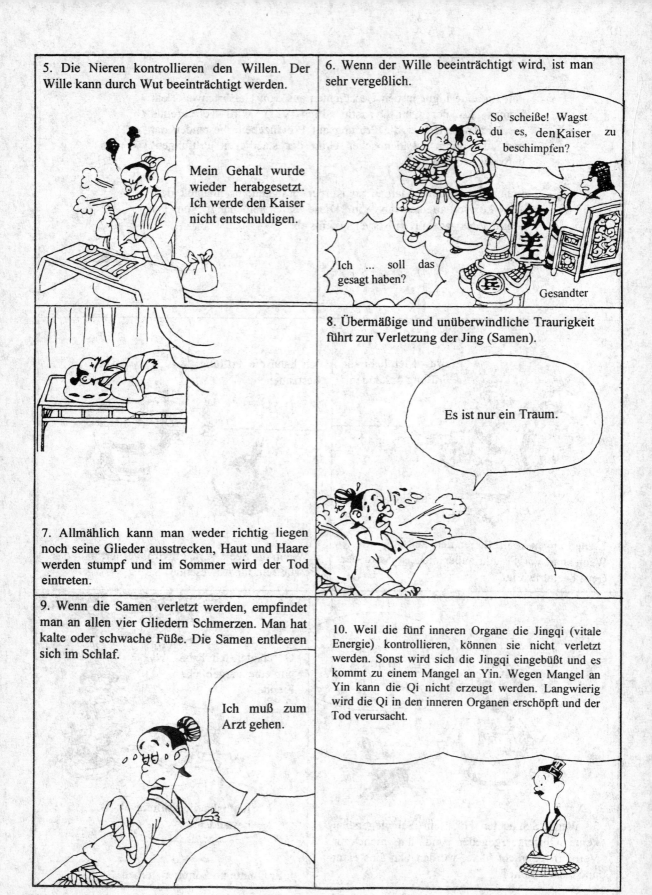

5. Die Nieren kontrollieren den Willen. Der Wille kann durch Wut beeinträchtigt werden.

Mein Gehalt wurde wieder herabgesetzt. Ich werde den Kaiser nicht entschuldigen.

6. Wenn der Wille beeinträchtigt wird, ist man sehr vergeßlich.

So scheiße! Wagst du es, den Kaiser zu beschimpfen?

Ich ... soll das gesagt haben?

Gesandter

8. Übermäßige und unüberwindliche Traurigkeit führt zur Verletzung der Jing (Samen).

Es ist nur ein Traum.

7. Allmählich kann man weder richtig liegen noch seine Glieder ausstrecken, Haut und Haare werden stumpf und im Sommer wird der Tod eintreten.

9. Wenn die Samen verletzt werden, empfindet man an allen vier Gliedern Schmerzen. Man hat kalte oder schwache Füße. Die Samen entleeren sich im Schlaf.

Ich muß zum Arzt gehen.

10. Weil die fünf inneren Organe die Jingqi (vitale Energie) kontrollieren, können sie nicht verletzt werden. Sonst wird sich die Jingqi eingebüßt und es kommt zu einem Mangel an Yin. Wegen Mangel an Yin kann die Qi nicht erzeugt werden. Langwierig wird die Qi in den inneren Organen erschöpft und der Tod verursacht.

Das 18. Kapitel: Die Entstehung, Rolle und Verteilung der Ying- und Weiqi

Die Weiqi gehört zur Yangqi. Sie ist stark und lebhaft und läuft überall sehr schnell. Sie kann den Körper verteidigen und gegen die äußeren pathogenischen Faktoren kämpfen. Also ist sie die erste Verteidigungslinie im Kampf gegen die Krankheiten.

1. Qi Bo sagt: Die Jingqi wird durch die Verdauung von Wasser und Nahrung erzeugt.

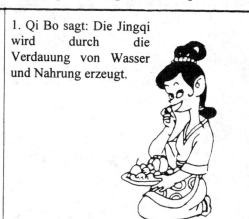

Lungen im Rang eines Kanzlers

Die vom Ministerium veröffentlichten Normen werden erreicht.

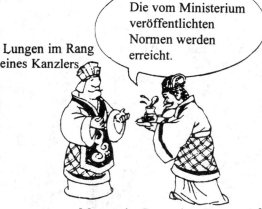

Magen im Rang eines Beamten für Getreidespeicherung

2. Man verdaut Getreide und Wasser im Magen, absorbiert die Nahrung und befördert die Essenz in die Lungen.

Ich muß auch etwas behalten.

Gleichberechtigte Verteilung für Darm, Herz, Leber, Magen, Nieren und Lungen

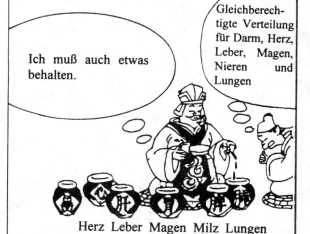

Herz Leber Magen Milz Lungen

3. Auf diese Weise bekommen die fünf inneren Organe und die vitalen Organe des Körpers Nährstoffe.

4. Die klare Qi heißt Yingqi und die trübe Qi heißt Weiqi.

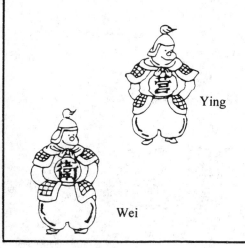

Ying

Wei

5. Die Yingqi läuft in den Adern und Weiqi außerhalb der Adern.

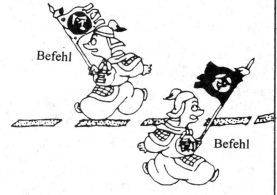

Befehl

Befehl

Beide laufen endlos im ganzen Körper.

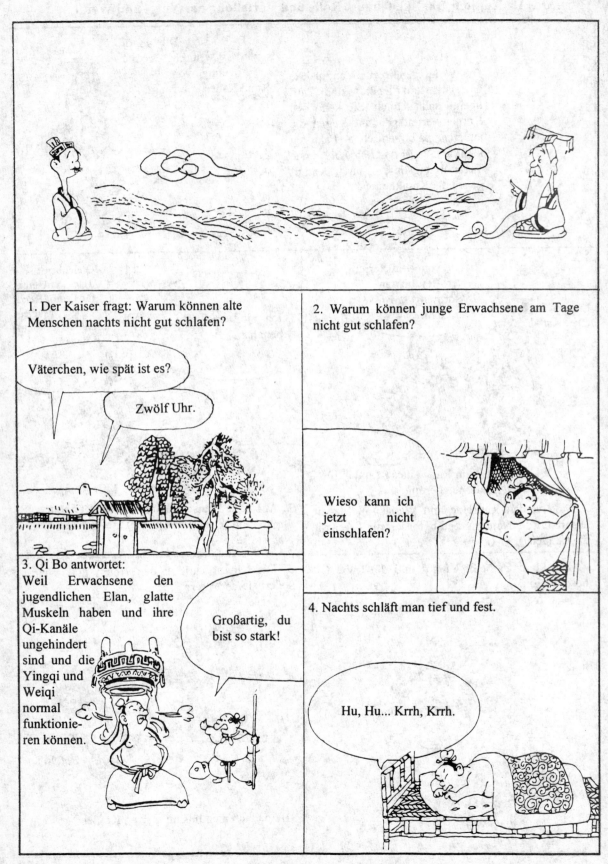

1. Der Kaiser fragt: Warum können alte Menschen nachts nicht gut schlafen?

Väterchen, wie spät ist es?

Zwölf Uhr.

2. Warum können junge Erwachsene am Tage nicht gut schlafen?

Wieso kann ich jetzt nicht einschlafen?

3. Qi Bo antwortet:
Weil Erwachsene den jugendlichen Elan, glatte Muskeln haben und ihre Qi-Kanäle ungehindert sind und die Yingqi und Weiqi normal funktionieren können.

Großartig, du bist so stark!

4. Nachts schläft man tief und fest.

Hu, Hu... Krrh, Krrh.

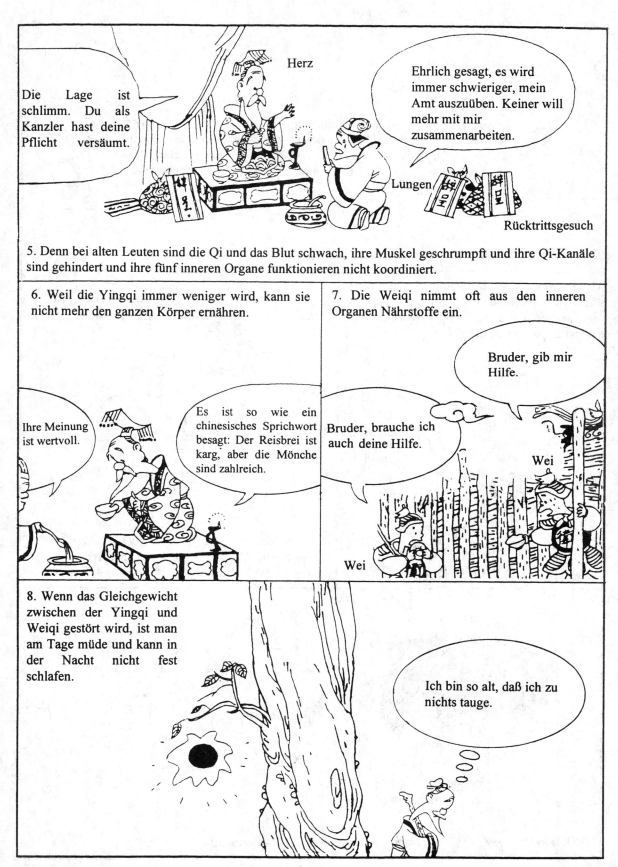

Die Lage ist schlimm. Du als Kanzler hast deine Pflicht versäumt.

Herz

Ehrlich gesagt, es wird immer schwieriger, mein Amt auszuüben. Keiner will mehr mit mir zusammenarbeiten.

Lungen

Rücktrittsgesuch

5. Denn bei alten Leuten sind die Qi und das Blut schwach, ihre Muskel geschrumpft und ihre Qi-Kanäle sind gehindert und ihre fünf inneren Organe funktionieren nicht koordiniert.

6. Weil die Yingqi immer weniger wird, kann sie nicht mehr den ganzen Körper ernähren.

7. Die Weiqi nimmt oft aus den inneren Organen Nährstoffe ein.

Bruder, gib mir Hilfe.

Ihre Meinung ist wertvoll.

Es ist so wie ein chinesisches Sprichwort besagt: Der Reisbrei ist karg, aber die Mönche sind zahlreich.

Bruder, brauche ich auch deine Hilfe.

Wei

Wei

8. Wenn das Gleichgewicht zwischen der Yingqi und Weiqi gestört wird, ist man am Tage müde und kann in der Nacht nicht fest schlafen.

Ich bin so alt, daß ich zu nichts tauge.

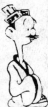

Biaoxu (äußere Schwäche) ist ein Symptom. In diesem Fall schwitzt der Patient. Diese Krankheit ist darauf zurückzuführen, daß es dem Körper an der Weiqi mangelt, die Verbindungsstellen zwischen Haut und Muskeln nicht fest sind, und der pathogene Wind darauf einwirkt.

1. Der Kaiser sagt: Bevor der Magen warme Speisen verdaut und übernimmt, werden warme Speisen in die Jingqi verwandelt und schwitzt man im Gesicht.

Mein Rücken ist ganz naß.

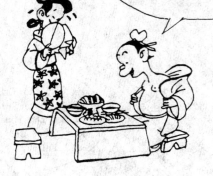

Ich schwitze im Gesicht.

Es ist zu heiß.

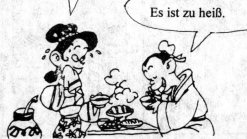

2. Der Schweiß bricht am Rücken oder am Oberkörper. Warum strömt der Schweiß nicht durch die Weiqi-Kanäle?

Töten!
Töten! Töten!

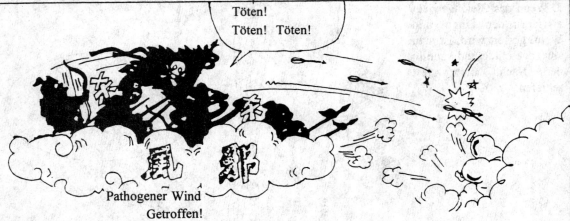

Pathogener Wind
Getroffen!

3. Qi Bo sagt: Diese Krankheit ist von dem pathogenen Wind verursacht.

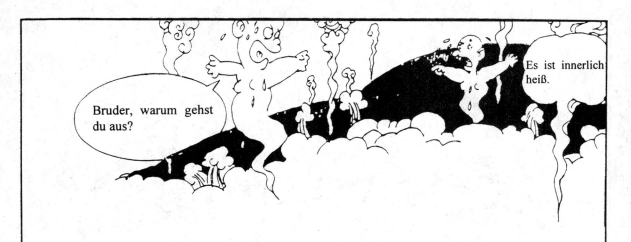

4. Durch warme Speisen werden die Verbindungsstellen zwischen Haut und Muskeln erwärmt und erschlafft, so daß es zu Schweißausbrüchen kommt.

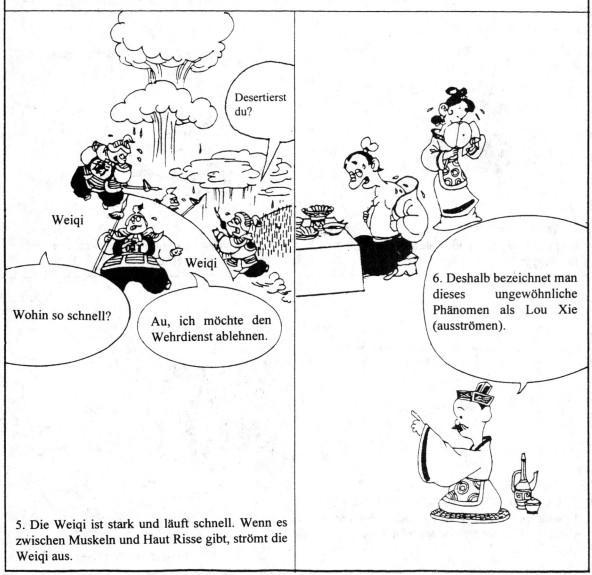

5. Die Weiqi ist stark und läuft schnell. Wenn es zwischen Muskeln und Haut Risse gibt, strömt die Weiqi aus.

6. Deshalb bezeichnet man dieses ungewöhnliche Phänomen als Lou Xie (ausströmen).

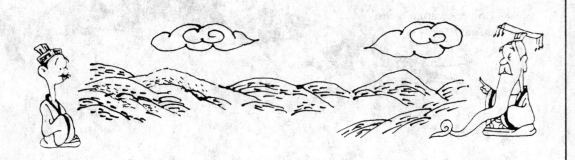

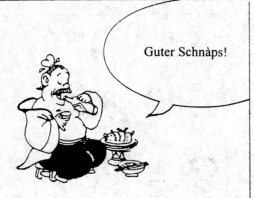

Guter Schnàps!

1. Der Kaiser sagt: Der Mensch trinkt Schnaps. Schnaps und Nahrung gelangen in den Magen.

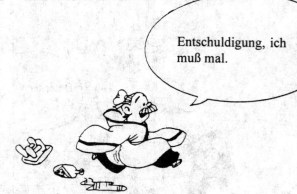

Entschuldigung, ich muß mal.

2. Warum uriniert man zuerst, während die Nahrung noch nicht verdaut ist?

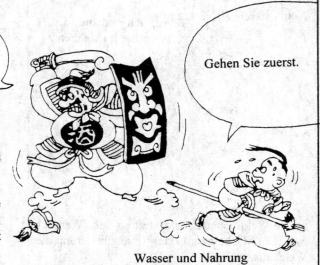

Schnell! Aus dem Weg! Aus dem Weg!

Gehen Sie zuerst.

Schnaps

3. Qi Bo sagt: Schnaps ist eine alkoholische Flüssigkeit aus Wasser und gegorenem Getreide. Sein Geruch ist scharf und verbreitet sich schnell.

Wasser und Nahrung

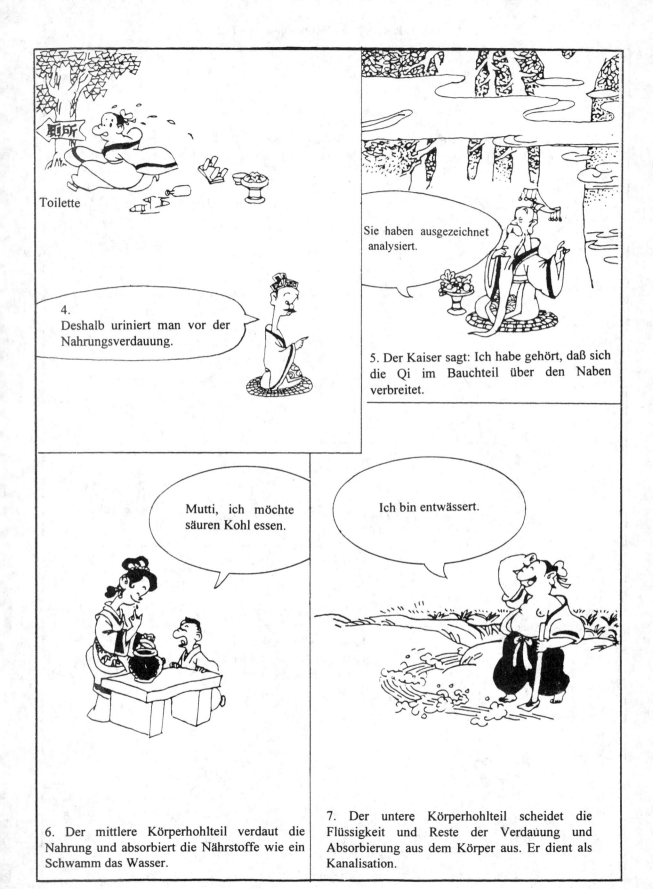

Toilette

4.
Deshalb uriniert man vor der Nahrungsverdauung.

Sie haben ausgezeichnet analysiert.

5. Der Kaiser sagt: Ich habe gehört, daß sich die Qi im Bauchteil über den Naben verbreitet.

Mutti, ich möchte säuren Kohl essen.

Ich bin entwässert.

6. Der mittlere Körperhohlteil verdaut die Nahrung und absorbiert die Nährstoffe wie ein Schwamm das Wasser.

7. Der untere Körperhohlteil scheidet die Flüssigkeit und Reste der Verdauung und Absorbierung aus dem Körper aus. Er dient als Kanalisation.

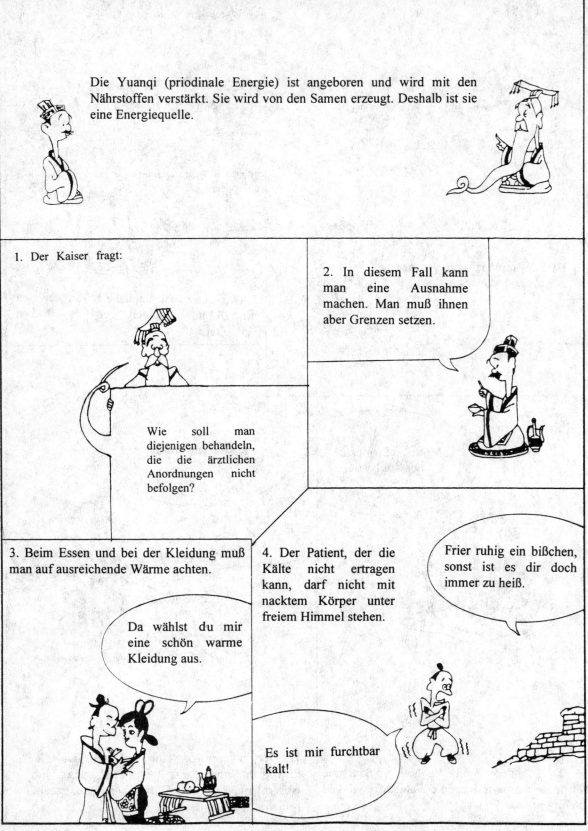

Die Yuanqi (priodinale Energie) ist angeboren und wird mit den Nährstoffen verstärkt. Sie wird von den Samen erzeugt. Deshalb ist sie eine Energiequelle.

1. Der Kaiser fragt:

Wie soll man diejenigen behandeln, die die ärztlichen Anordnungen nicht befolgen?

2. In diesem Fall kann man eine Ausnahme machen. Man muß ihnen aber Grenzen setzen.

3. Beim Essen und bei der Kleidung muß man auf ausreichende Wärme achten.

Da wählst du mir eine schön warme Kleidung aus.

4. Der Patient, der die Kälte nicht ertragen kann, darf nicht mit nacktem Körper unter freiem Himmel stehen.

Frier ruhig ein bißchen, sonst ist es dir doch immer zu heiß.

Es ist mir furchtbar kalt!

5. Der Patient, der die Hitze nicht ertragen kann, darf keine heißen Speisen essen.

6. Das gilt besonders für Essen.

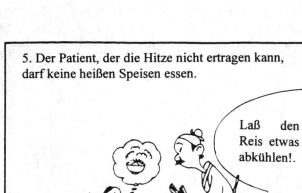

> Laß den Reis etwas abkühlen!.

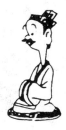

7. Die Wärme darf nicht so brennend wie Feuer sein.

8. Die Kälte darf nicht zu stark sein.

Kalte Getränke

> Vielen dank!

> Es ist noch zu heiß. Ich puste zuerst, dann kannst du essen.

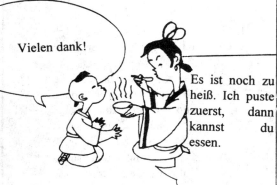

> Aber du darfst kein Eis essen.

> Der Arzt sagt, daß ich Kühles essen darf.

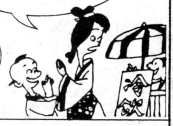
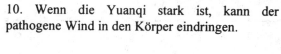

9. Wenn Kälte und Wärme mäßig sind, wird die Yuanqi stark bleiben.

10. Wenn die Yuanqi stark ist, kann der pathogene Wind in den Körper eindringen.

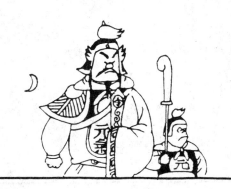

> Kämpfen wir oder nicht?

> Abzug, schnell!

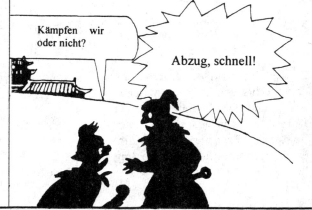

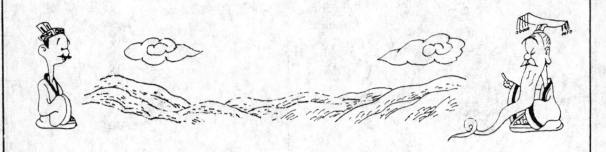

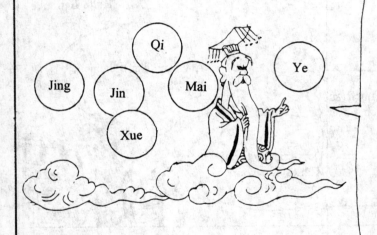

1. Der Kaiser sagt: Ich habe gehört, daß der Mensch über Jing, Qi, Jin, Ye, Xue und Mai verfügt. Meiner Meinung nach sind sie alle eine Sache. Sie haben heute sechs Bezeichnungen. Ich weiß nicht, warum sie in sechs Kategorien eingeteilt sind.

2. Qi Bo erklärt: Durch den Geschlechtsverkehr zwischen Mann und Frau kann ein neuer Körper entstehen. Vor der Entstehung des neuen Körpers gibt es eine primäre Substanz, die Jing heißt.

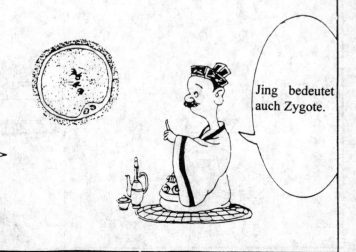

Jing bedeutet auch Zygote.

3. Die Shangjiao (oberen Körperteile wie Nasen-
und Mundhöhle und Lungen) führen dem ganzen
Körper feine Teile von Wasser und Getreide zu,
ernähren ihn, befeuchten die Haare, wie Nebel
und Tau das Gras und die Bäume befeuchten.

Das ist Qi.   Shangjiao

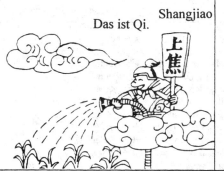

4. Der Couli (Punkt zwischen Muskeln und
Haut) scheidet Schweiß aus, der Jin genannt
wird.

5. Sobald Wasser und Getreide den Magen
erreicht haben, fließt die von ihnen erzeugte
feine Qi durch den ganzen Körper, während der
trübe, dicke und glatte Teil von Qi in die
Knochen eindringt, damit die Knochen und
Gelenke biegsam und beweglich bleiben.

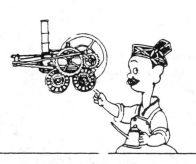

Dieser Motor gleicht
dem   menschlichen
Gehirn.

6. Das, was in das Gehirn strömt und es ernährt
sowie die Haut befeuchtet, wird Ye genannt.

7. Die Zhongjiao (mittleren Körperteile, Milz
und Magen) nehmen den feinen Teil von Wasser
und Getreide auf und verwandeln ihn in eine rote
Flüssigkeit, die Xue (Blut) genannt wird.

Der Fußgänger muß
auf   dem   Gehweg
gehen und der Wagen
auf der Straße fahren.

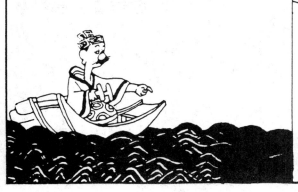

8. Die Gefäße, die Yingqi (nahrhafte Elemente)
kontrollieren, damit es auf eine bestimmte Bahn
zirkuliert und nicht überfließt, werden Mai
genannt.

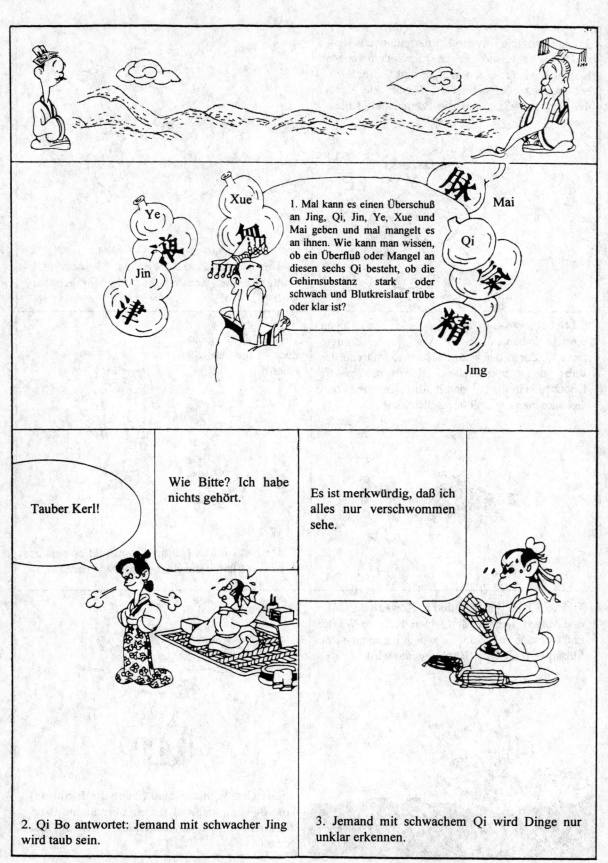

1. Mal kann es einen Überschuß an Jing, Qi, Jin, Ye, Xue und Mai geben und mal mangelt es an ihnen. Wie kann man wissen, ob ein Überfluß oder Mangel an diesen sechs Qi besteht, ob die Gehirnsubstanz stark oder schwach und Blutkreislauf trübe oder klar ist?

Tauber Kerl!

Wie Bitte? Ich habe nichts gehört.

Es ist merkwürdig, daß ich alles nur verschwommen sehe.

2. Qi Bo antwortet: Jemand mit schwacher Jing wird taub sein.

3. Jemand mit schwachem Qi wird Dinge nur unklar erkennen.

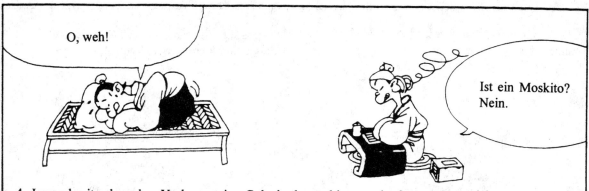

4. Jemand mit schwacher Ye kann seine Gelenke kaum biegen oder bewegen, er sieht ausgemergelt und abgezehrt aus, es mangelt ihm an Gehirnenergie und er ist nicht bei Verstand, er hat Gliederschmerzen und Ohrensausen.

5. Leidet jemand unter zu geringer Jin, schwitzt er am ganzen Körper.

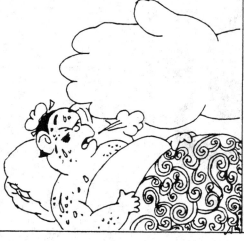

6. Jemand, dessen Gesichtsfarbe blaß und glanzlos ist, leidet unter nicht ausreichend gefüllten Blutgefäßen.

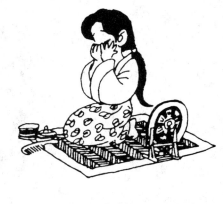

7. Das sind Symptome, die auf den Mangel an den sechs Qi zurückzuführen sind.

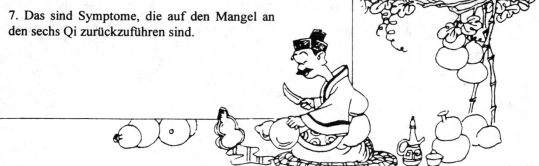

1. Die sechs Qi sind folgendermaßen angeordnet.

2. Jing, Qi, Jin, Ye, Xue und Mai werden jeweils durch ein inneres Organ kontrolliert.

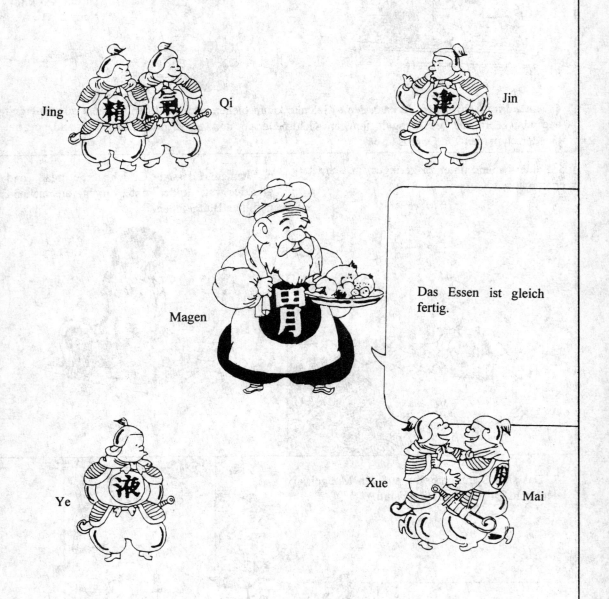

Jing

Qi

Jin

Magen

Das Essen ist gleich fertig.

Ye

Xue

Mai

3. Unter ihnen gibt es kein wichtiges oder unwichtiges, edles oder gemeines. Sie stehen auf einer Stufe. Sie gehören fünf inneren Organen (Herz, Leber, Milz, Lunge und Niere) an und werden durch die Nahrung und den Magen erzeugt.

4. Die vitalen Organe des menschlichen Körpers liegen im Brust- und Bauchbereich, wie wertwolle Sachen nebeneinander in einer Truhe liegen.

1. Der Tangzhong ist eine Stelle, in die alle Qi münden. Er wird auch Qihai (Staubecken von Qi) genannt.

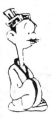

Der Tangzhong liegt in der Mitte der Brust. Er ist ein Akupunkturpunkt.

1. Der Kaiser fragt: Wie sieht es mit der Funktion der vier Meere (Meer des Blutes, der Qi, der Gehirnsubstanz und von Getreide und Wasser) aus?

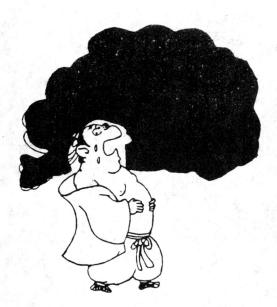

Qi Bo antwortet: Wenn Qihai (Meer der Qi) überfüllt ist, nimmt Xieqi (alle externen patholgenen Faktoren) zu, man fühlt sich eingeengt und bedrückt und das Gesicht rötet sich.

2. Wenn Qihai nicht gefüllt ist, ist Qi aus den Lungen schwach, man atmet schwer und spricht kraftlos.

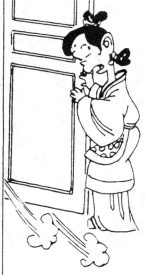

3. Die Stelle, an der sich die zwölf regulären Kanäle zusammenlaufen, heißt Xuehai (Meer des Blutes). Wenn Xuehai überfüllt ist, fühlt man sich voll und ist ungeduldig und reizbar. Aber man weiß nicht, woran man leidet.

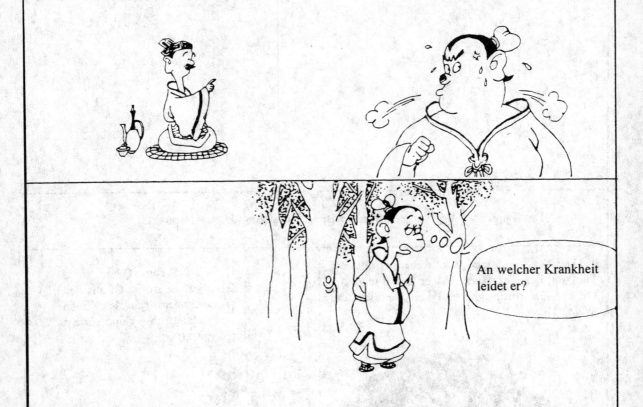

An welcher Krankheit leidet er?

4. Wenn Xuehai nicht gefüllt ist, fühlt man sich leer, schwach, bedrückt und unwohl. Woran ist er erkrankt?

5. Im Magen sammeln sich Nahrungen. Der Magen wird als das Meer von Wasser und Getreide bezeichnet. Wenn das Meer von Wasser und Getreide überfüllt ist, leidet man an einem Völlegefühl.

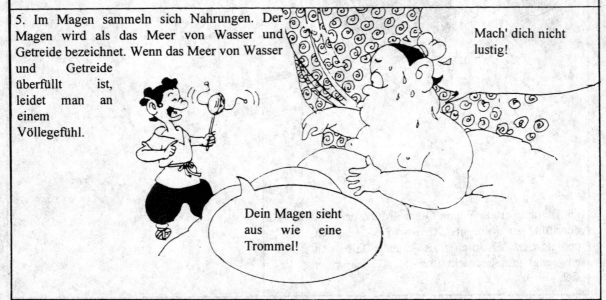

Mach' dich nicht lustig!

Dein Magen sieht aus wie eine Trommel!

6. Wenn das Meer von Wasser und Getreide nicht gefüllt ist, fühlt man sich zwar hungrig, aber man hat keinen Appetit.

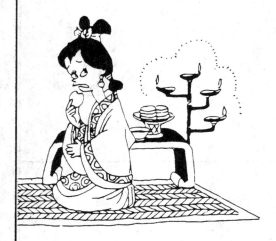

7. Im Gehirn sammelt sich die Substanz. Das Gehirn wird als Meer der Substanz bezeichnet. Wenn das Meer mit Substanz gefüllt ist, fühlt man sich leicht und übertrifft andere an Kraft.

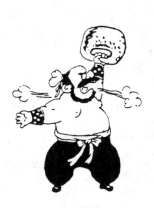

8. Wenn das Gehirn nicht mit Substanz gefüllt ist, fühlt man sich schwindelig, hat Gliederschmerzen, kann man sich nicht auf den Beinen halten und man sieht alles verschwommen.

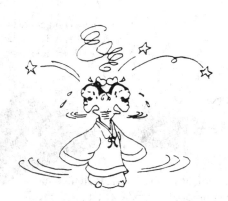

9. Man ist in gedrückter Stimmung und schläfrig.

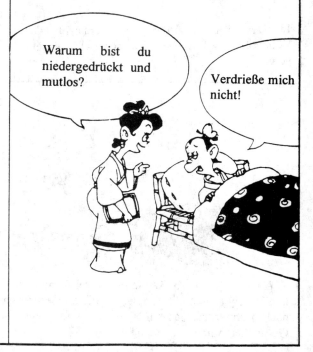

Warum bist du niedergedrückt und mutlos?

Verdrieße mich nicht!

Jueqi (Die Störung der Zirkulation von Qi und Blut, Ursachen einiger Krankheiten).

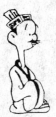

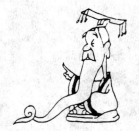

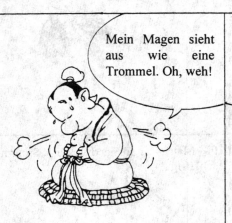

1. Der Kaiser fragt: Wie entsteht das Völlegefühl? Was hat dieses Unwohlsein verursacht

2. Qi Bo antwortet: Weiqi (defensive Energie) zirkuliert im Körper. Es läuft normalerweise wie Blut durch die Scheidelinie zwischen zwei Muskeln.

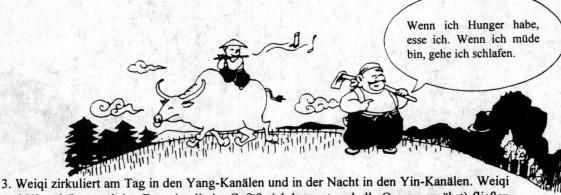

3. Weiqi zirkuliert am Tag in den Yang-Kanälen und in der Nacht in den Yin-Kanälen. Weiqi und Yingqi (konstruktive Energie, die im Gefäß sich bewegt und alle Organe ernährt) fließen nach bestimmten Gesetzmäßigkeiten und passen sich den vier Jahreszeiten an, so daß die Gesundheit erhalten werden kann.

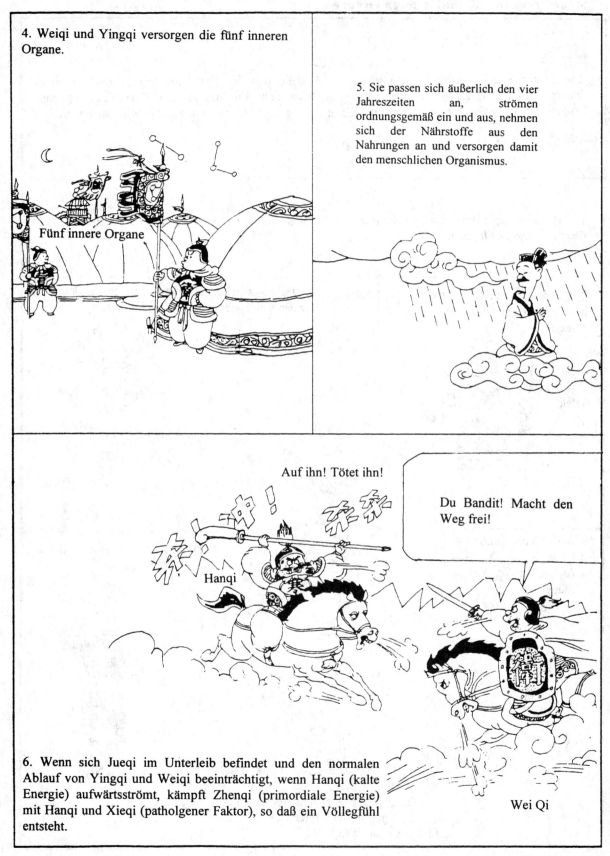

4. Weiqi und Yingqi versorgen die fünf inneren Organe.

Fünf innere Organe

5. Sie passen sich äußerlich den vier Jahreszeiten an, strömen ordnungsgemäß ein und aus, nehmen sich der Nährstoffe aus den Nahrungen an und versorgen damit den menschlichen Organismus.

Auf ihn! Tötet ihn!

Du Bandit! Macht den Weg frei!

Hanqi

Wei Qi

6. Wenn sich Jueqi im Unterleib befindet und den normalen Ablauf von Yingqi und Weiqi beeinträchtigt, wenn Hanqi (kalte Energie) aufwärtsströmt, kämpft Zhenqi (primordiale Energie) mit Hanqi und Xieqi (patholgener Faktor), so daß ein Völlegfühl entsteht.

151

Fünf sichtbare Sinnesorgane und Wechselwirkungen zwischen den fünf sichtbaren Sinnesorganen und fünf inneren Organen.

Die traditionelle chinesische Medizin ist der Ansicht, daß die fünf Sinnesorgane mit den fünf inneren Organen in Zusammenhang stehen; die Nase steht mit der Lunge in Zusammenhang, die Augen mit der Leber, der Mund mit der Milz, die Zunge mit dem Herz und das Ohr mit den Nieren.

1. Der Kaiser sagt: Bitte erzählen Sie mir von der Beziehung zwischen den fünf Sinnesorganen und den fünf inneren Organen.

2. Qi Bo erzählt: Die Nase ist der Lunge untergeordnet und ist ein Organ für das Atmen.

Befehl

Lunge

3. Das Auge gehört zur Leber und ist ein Organ für das Unterscheiden von fünf Farben.

Leber

Befehl

4. Der Mund gehört zur Milz und ist ein Organ für die Aufnahme von Wasser und Getreide.

Milz

6. Das Ohr gehört zu den Nieren und ist ein Organ, mit dem man hört.

Herz

Niere

5. Die Zunge gehört zum Herzen und ist ein Organ für das Unterscheiden von fünf Geschmäcken.

Qingfeng bedeutet in diesem Buch Frühlingswind.
In der traditionellen chinesischen Medizin ist Qingfeng die Abkürzung von Qing
Feng Nei Zhang (grüner Star), das leichte Kopf- und Augenschmerzen verursacht;
die Sehkraft nimmt etwas ab. Die Pupille sieht hellgrün aus – ein Symptom im
Anfangsstadium des grünen Stars.

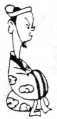
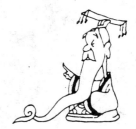

1. Der Kaiser fragt Shao Yu: Was passiert, wenn einige gleichaltrige Menschen, die die gleiche dicke
Kleidung tragen, gemeinsam spazieren gehen und von einem plötzlichen Gewitter überrascht werden?

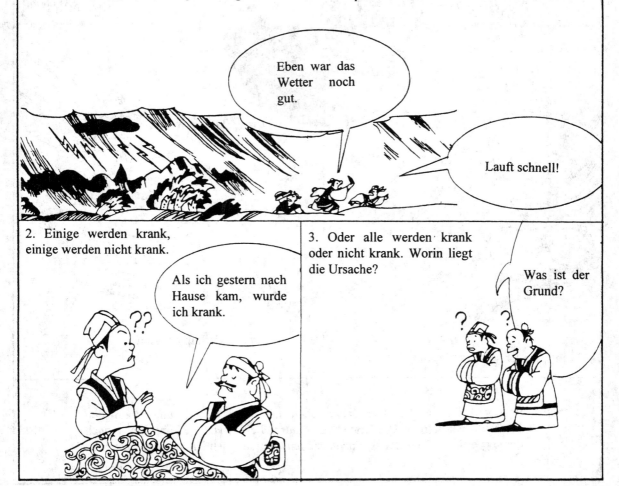

2. Einige werden krank,
einige werden nicht krank.

3. Oder alle werden krank
oder nicht krank. Worin liegt
die Ursache?

4. Shao Yu sagt: Im Frühling weht der Frühlingswind.

5. Im Sommer bläst der Yang-Wind.

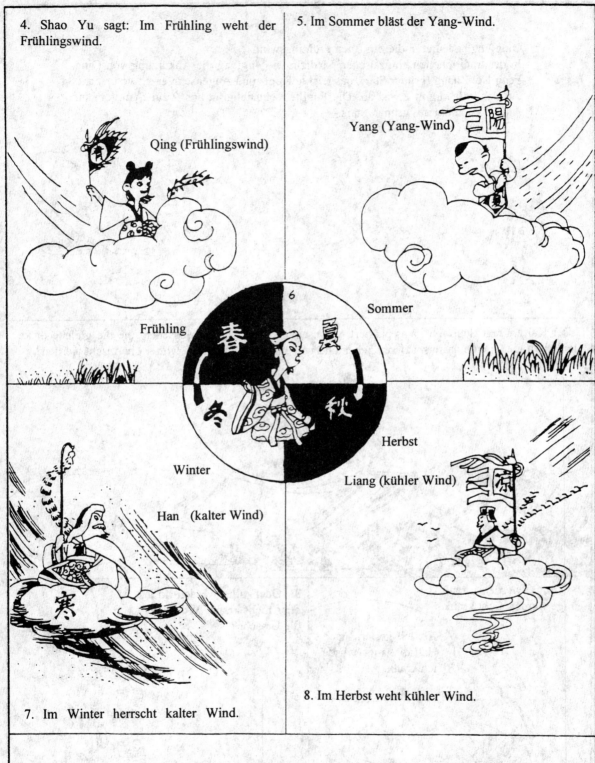

Qing (Frühlingswind)

Yang (Yang-Wind)

Frühling

Sommer

Winter

Herbst

Han (kalter Wind)

Liang (kühler Wind)

7. Im Winter herrscht kalter Wind.

8. Im Herbst weht kühler Wind.

9. Der Wind in den vier Jahreszeiten hat seine Auswirkungen auf den menschlichen Körper. Die Krankheiten unterscheiden sich voneinander je nach der körperlichen Verfassung einzelner Menschen und den Krankheitsursachen.

Shao Yu, ein Beamter des Kaisers Huang Di.
Im Buch Nei Jing werden die Fragen des Kaisers nach Yun Qi (die fünf zirkulierende Phasen und die sechs atmosphärischen Einflüsse) und die Antworten Shao Yus vorgestellt.

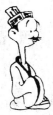

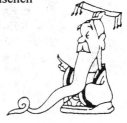

1. Der Kaiser fragt: Wer wird leicht krank, wenn viele Menschen dem Wind in den vier Jahreszeiten ausgesetzt sind?

2. Shao Yu antwortet: Jemand mit gelber und dünner Haut und schwachen Muskeln kann dem außergewöhnlichen Wind im Frühling nicht standhalten.

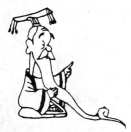

Mutti, warum sieht du so krank aus?

Der Wind ist schuldig daran.

4. Jemand mit grauer und dünner Haut und schwachen Muskeln kann dem außergewöhnlichen Wind im Herbst nicht standhalten.

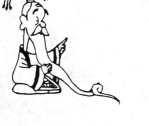

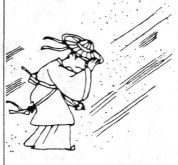

3. Jemand mit weißer und dünner Haut und schwachen Muskeln kann den außergewöhnlichen Wind im Sommer nicht ertragen.

5. Jemand mit roter und dünner Haut und schwachen Muskeln kann den außergewöhnlichen Wind im Winter nicht ertragen.

Mit den Wind-Kälte-Krankheiten sind die Krankheiten gemeint, die durch Zusammenwirken der beiden Krankheitsursachen, Wind und Kälte, ausgelöst werden. Die Symptome dieser Krankheiten sind Angst vor Kälte, leichtes Fieber, Kopf- und Gliederschmerzen, verstopfte Nase, Augentränen, dünner weißer Zungenbelag, schwebender und gespannter Puls.

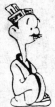

1. Der Kaiser fragt:

Kann jemand mit braungebrannter Haut durch alle Jahreszeiten hinweg gesund bleiben?

2. Shao Yu antwortet: Wenn man braungebrannte und dicke Haut und feste Muskeln hat, ist man stark, und deshalb kann einem der Wind in den vier Jahreszeiten nichts anhaben.

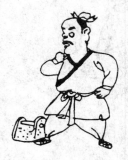

Mutti, warum wechselt deine Gesichtsfarbe ständig?

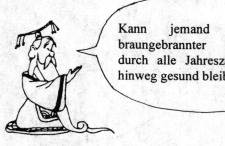

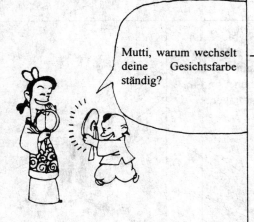

Ach Kind, ich fühle mich nicht wohl. Geh zu Oma und spiele mit ihr!

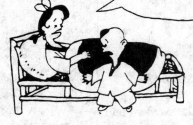

3. Wenn man dünne Haut und schwache Muskeln hat, sich oft die Hautfarbe ändert,

4. ...und wenn man sich während des langen Sommers dem außergewöhnlichen Wind aussetzt, wird man krank.

5. Wenn man dicke Haut und feste Muskeln hat, wird man nicht krank, auch wenn man dem außergewöhnlichen Wind während des langen Sommers ausgesetzt ist.

Sieh' nur unser Getreide!

Eine gute Ernte steht bevor.

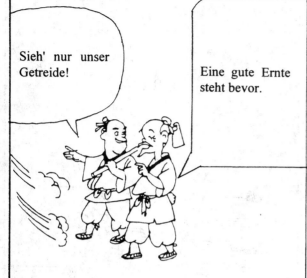

6. Doch wenn jemand mit dicker Haut und festen Muskeln von dem außergewöhnlichen Wind überfallen wird...

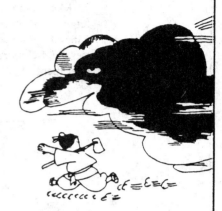

Außergewöhnlicher Wind

7. ... und wenn er der Kälte und Xieqi (phatolgene Einflüsse) ausgesetzt ist, wird er krank, weil er äußerlich und innerlich den Angriffen ausgesetzt ist.

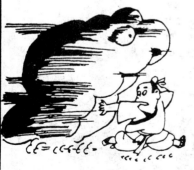

Kälte pathogene Einflüsse

8. Ich hätte nicht gedacht, daß ich an Wind-Kälte-Krankheit leide.

Das stimmt.

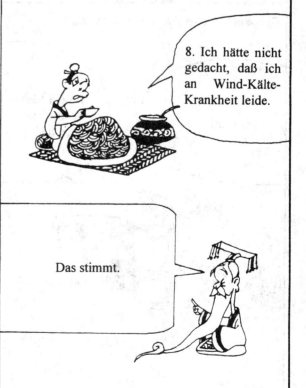

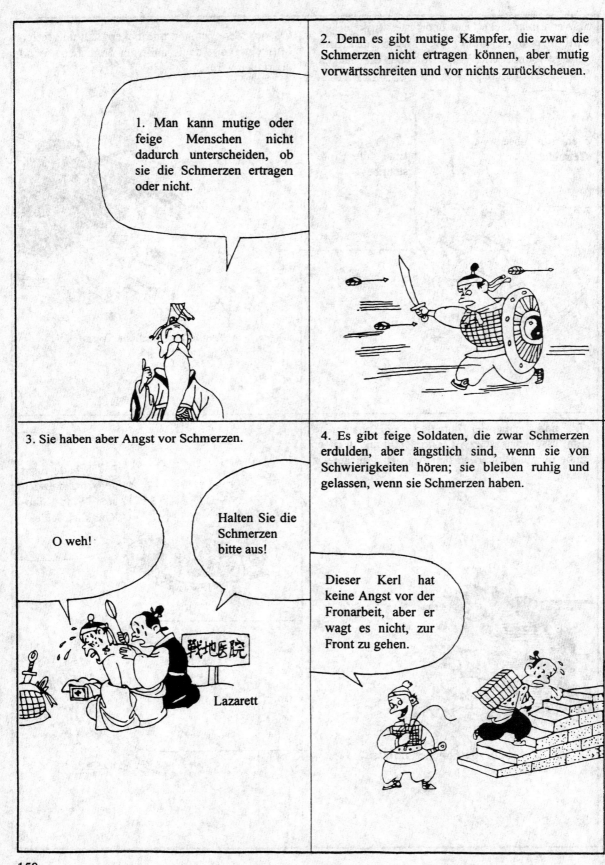

1. Man kann mutige oder feige Menschen nicht dadurch unterscheiden, ob sie die Schmerzen ertragen oder nicht.

2. Denn es gibt mutige Kämpfer, die zwar die Schmerzen nicht ertragen können, aber mutig vorwärtsschreiten und vor nichts zurückscheuen.

3. Sie haben aber Angst vor Schmerzen.

O weh!

Halten Sie die Schmerzen bitte aus!

Lazarett

4. Es gibt feige Soldaten, die zwar Schmerzen erdulden, aber ängstlich sind, wenn sie von Schwierigkeiten hören; sie bleiben ruhig und gelassen, wenn sie Schmerzen haben.

Dieser Kerl hat keine Angst vor der Fronarbeit, aber er wagt es nicht, zur Front zu gehen.

1. Es gibt mutige Kämpfer, die sowohl Schmerzen ertragen als auch vor Schwierigkeiten nicht zurückscheuen und bei Schmerzen ruhig und gelassen bleiben.

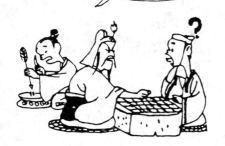

2. Es gibt feige Soldaten, die die Schmerzen nicht ertragen und bei Schwierigkeiten und Schmerzen einen Schock bekommen.

Nicht wagen, der Gefahr ins Auge zu sehen.

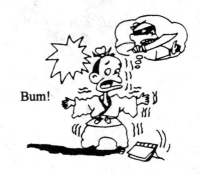

3. Ein solcher Mann ist vor Schreck sprachlos, sein Gesicht ist gestört, er ist unruhig, seine Gesichtsfarbe wechselt sich. Es scheint, als ob er nach dem Tod wieder zum Leben erwache.

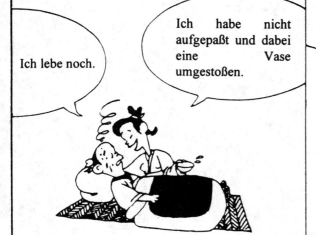

4. Ich bin solchen Menschen begegnet und habe solche Dinge beobachtet. Ich weiß nicht, warum es dazu kommt. Deshalb hoffe ich, daß Sie mir die Ursachen dafür erklären.

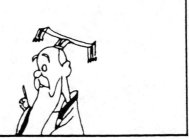

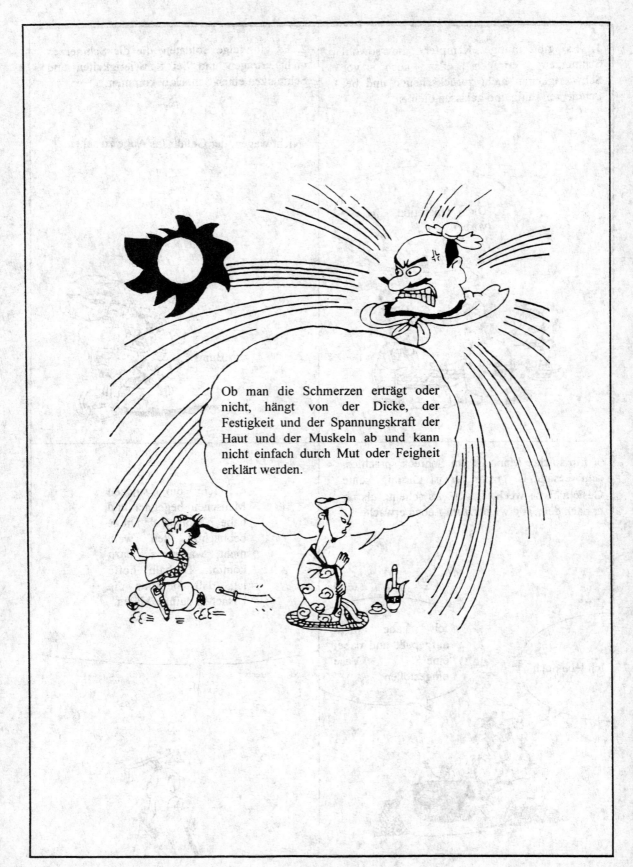

Ob man die Schmerzen erträgt oder nicht, hängt von der Dicke, der Festigkeit und der Spannungskraft der Haut und der Muskeln ab und kann nicht einfach durch Mut oder Feigheit erklärt werden.

1. Können Sie mir erklären, warum manche Leute mutig und manche feig sind.

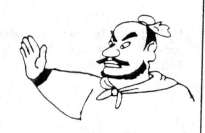

2. Shao Yu antwortet: Die Augenhöhle des Kämpfers ist nach außen gewölbt, seine Augäpfel sind gekrümmt; wenn er etwas sieht, ruhen seine Augen darauf. Seine Augen strahlen.

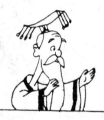

4. Wenn er in Wut gerät, ist seine Stimme volltönend, öffnet sich seine Brust, steigt die Qi aus der Leber, fließt die Qi aus der Gallenblase aus. Er öffnet seine Augen so weit, als würden sie platzen.

3. Auf der Haut hat er wenige aber kräftige Linien, in seinen Muskeln gibt es wenige aber dicke Stränge, die wie horizontal stehen. Sein Herz ist normal, seine Leber groß und fest, seine Gallenblase ist mit Galle gefüllt. Sie ist voll und rund. Es scheint, als ob sie sich nach allen Seiten ausdehne.

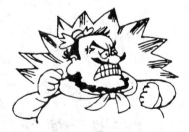

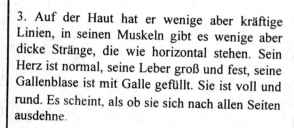

Sein Blick ist scharf, sein Haar sträubert sich und seine Gesichtsfarbe ist grau. Die Funktion seines Herzens, seiner Leber und Gallenblase ist gesund und stark, was der Hauptgrund für die Prägung des Charakters des Kämpfers ist.

1. Erklären Sie bitte die Ursache für den schwachen Charakter des feigen Kämpfers und die Feigheit!

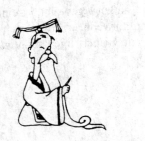

2. Der Mensch mit einem schwachen Charakter hat große Augen, sein Blick ist stumpf. Seine Augen können nicht flexibel rollen.

Sprechen Sie über mich?

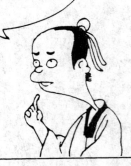

3. Seine Energie ist disharmonisch, seine Muskelstränge stehen senkrecht. Seine Muskeln sind locker und entspannt. Die Form seines Schwertfortsatzes ist kurz und klein.

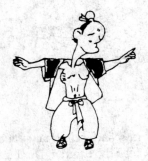

4. Seine Leber ist nicht kräftig, seine Galle spärlich; seine Gallenblase ist lang und schlaff. Sein Darm und Magen sind dünn und nicht gewunden.

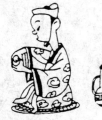

1. Es mangelt ihm an der Brustkorbseite an Leber-Qi. Wenn er in Wut gerät, ist sein Brustkorb nicht mit Zorn erfüllt.

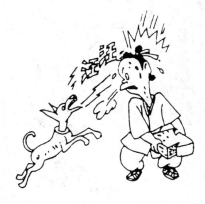

2. Auch wenn die Leber- und Lunge-Qi beim Zornausbruch steigt...

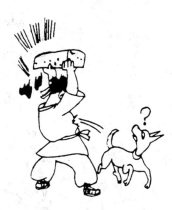

3. sinkt sie gleich wieder und zerstreut sich.

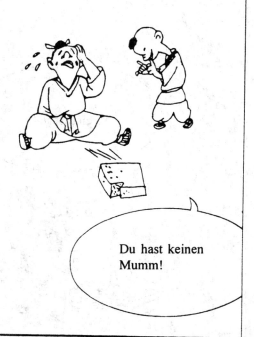

4. Die Ursache für seinen schwachen Charakter liegt darin, daß er nicht andauernd wütend ist.

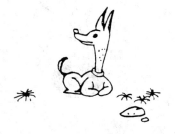

1. Wenn der feige Mensch Schnaps getrunken hat und sich entrüstet, wird er wagemutig, hat keine Skrupel und handelt wie ein Kämpfer.

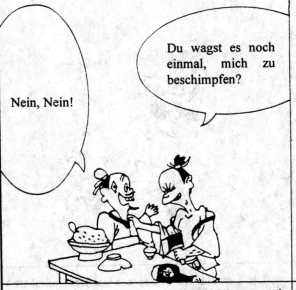

Nein, Nein!

Du wagst es noch einmal, mich zu beschimpfen?

2. Worauf ist das zurückzuführen?

3. Der Schnaps ist die Essenz von Wasser und Getreide und eine aus gegorenem Getreide hergestellte Flüssigkeit. Der Schnaps ist scharf.

4. Sobald der Schnaps in den Magen fließt, ist der Magen voll davon, strömt die Qi aufwärts und erfüllt den ganzen Brustkorb.

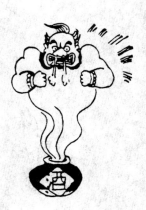

So eine Scheiße!

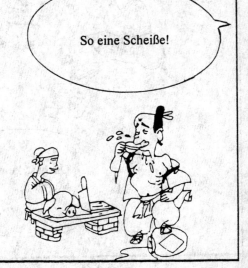

1. Gleichzeitig wird die Leber-Qi stärker und unruhig und die Gallenblase-Qi stärker und turbulent.

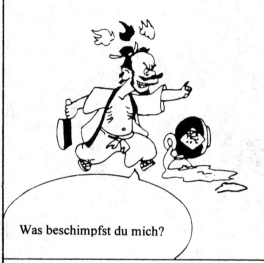

2. Bei Trunkenheit verhält sich der feige Mensch wie Kämpfer, mutig und rücksichtslos.

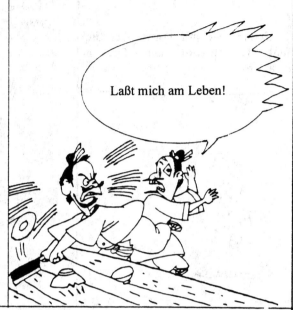

3. Wenn er wieder nüchtern ist, bereut er sein Verhalten.

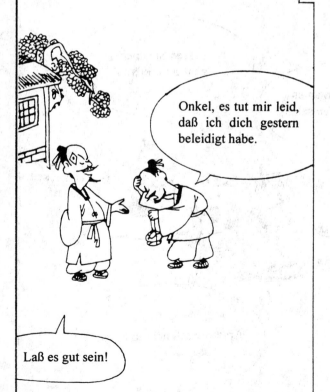

4. In diesem Zustand schreitet man wie ein Kämpfer furchtlos vorwärts, aber man verhält sich aufgrund der Trunkenheit übermütig.

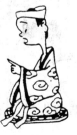

Fünf Geschmäcke

1. Können Sie mir etwas über die fünf Geschmäcke der Speisen erzählen?

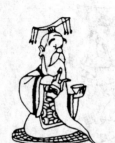

2. Bai Gao antwortet: Reis ist süß. Sesam schmeckt sauer. Sojabohnen schmecken salzig.

Hirse schmeckt scharf.
Weizen schmeckt bitter.

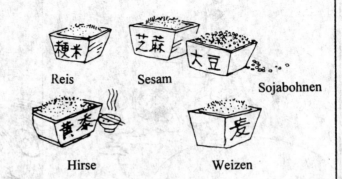

Reis   Sesam   Sojabohnen

Hirse   Weizen

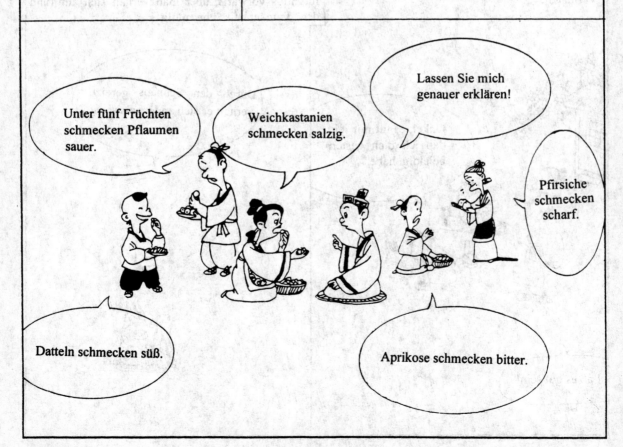

Unter fünf Früchten schmecken Pflaumen sauer.

Weichkastanien schmecken salzig.

Lassen Sie mich genauer erklären!

Pfirsiche schmecken scharf.

Datteln schmecken süß.

Aprikose schmecken bitter.

1. Unter fünf Haustieren schmeckt das Rindfleisch süß.

2. Hundfleisch schmeckt sauer.

3. Schweinefleisch schmeckt salzig.

4. Hammelfleisch schmeckt bitter.

5. Hühnerfleisch schmeckt scharf.

6. Fünf Gemüsearten:

Kuicai (Malva Verticillata L.) schmeckt süß.

7. Schnittlauch schmeckt sauer.

8. Bohnenblatt schmeckt salzig.

9. Der Röhrenlauch schmeckt scharf.

10. Der Knoblauch schmeckt bitter.

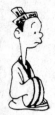

Fünf geeignete Diäten

Fünf geeignete Diäten (Getreide, Fleisch, Obst, Gemüse usw., die den fünf Elementen (Metall, Holz, Wasser, Feuer und Erde) angehören, dienen dazu, die an den fünf inneren Organen Erkrankten zu behandeln.

1. Mit fünf geeigneten Diäten ist die Verbindung von fünf Farben und fünf Geschmäcken gemeint. Der Magenkranke soll Reis, Rindfleisch, Datteln und Kuicai, die süß schmecken, essen.

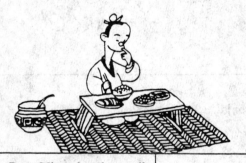

2. Der Herzkranke soll Weizenmehl, Hammelfleisch, Aprikosen und Wildknoblauch, die bitter schmecken, einnehmen.

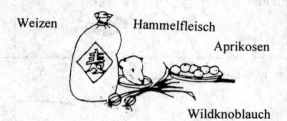

Weizen   Hammelfleisch

Aprikosen

Wildknoblauch

3. Der Nierenkranke soll Sojabohnensprossen, Schweinefleisch, Kastanien und Bohnenblatt, die salzig schmecken, essen.

Sesam   Hundefleisch

Schweinefleisch

Sojaboh-
nensprosse

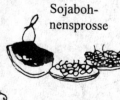

Pflaumen

Schnittlauch

Bohnenblatt

Kastanien

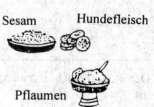

4. Der Leberkranke soll Sesam, Hundefleisch, Pflaumen und Schnittlauch, die sauer schmecken, essen.

5. Der Lungenkranke soll Hirse, Hühnerfleisch, Pfirsiche und Knoblauch und Röhrenlauch, die scharf schmecken, einnehmen.

Hühnerfleisch   Hirse

Pfirsich

Knoblauch

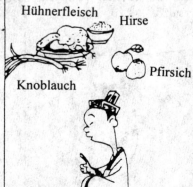

1. Die an den fünf inneren Organen Erkrankten sollen sich jeweils bestimmte Geschmäcke vermeiden.

Der Arzt sagt, Sie dürfen keinen Röhrenlauch essen.

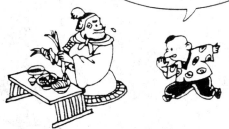

3. Der Herzkranke soll keine salzigen Speisen essen, weil das Wasser, dem diese Speisen angehören, das Feuer, dem das Herz angehört, löschen kann.

Schweinefleisch ist salzig, es ist besser, daß ich von dem nur ganz wenig esse.

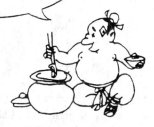

2. Der Leberkranke soll keine scharfen Speisen essen, weil das Gold, dem diese Speisen angehören, das Holz, dem die Leber angehört, besiegen kann.

Sesam, Pflaum, Schnittlauch und Hundefleisch schmecken alle sauer.

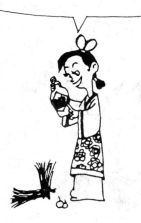

5. Der Nierenkranke soll sich süße Speisen abgewöhnen, weil die Erde, der diese Speisen angehören, das Wasser, dem die Nieren angehören, überwältigen kann.

Was der Arzt sagt, merke ich mir.

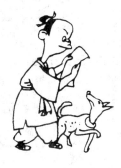

Bitte nimm' Rindfleisch und Kuicai weg. Ich esse es nicht.

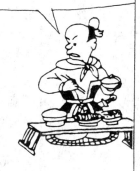

4. Der Milzkranke soll keine sauren Speisen essen, weil das Holz, dem diese Speisen angehören, die Erde, der die Milz angehört, besiegen kann.

6. Der Lungenkranke soll keine bitteren Speisen essen, weil das Feuer, dem diese Speisen angehören, das Gold, dem die Lunge angehört, besiegen kann.

Yangluo liegen an flachen Körperteilen und reihen sich aufwärts auf.

Yinluo liegen an tiefen Körperteilen und reihen sich abwärts auf.

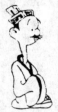

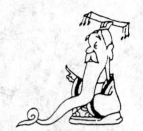

1. Wenn man zu viel gegessen hat und ein Völlegefühl hat oder nicht maßhält, wird Jingluo verletzt.

Beim Essen hast du nichts gegessen.

Jetzt hast du alles aufgegessen?

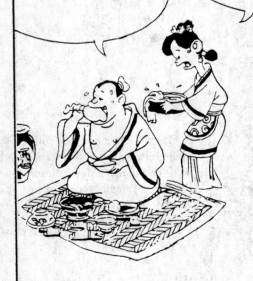

Was ist los?

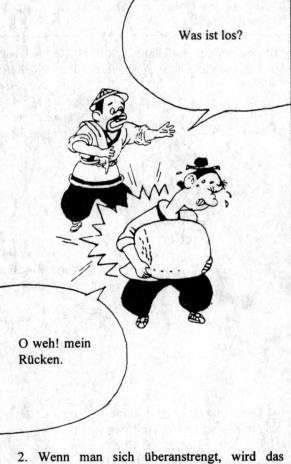

O weh! mein Rücken.

2. Wenn man sich überanstrengt, wird das Luomai (Meridian- und Seitenliniensystem) verletzt.

3. Wenn die Yangluo verletzt werden, strömt Blut aus, so daß die Nase blutet.

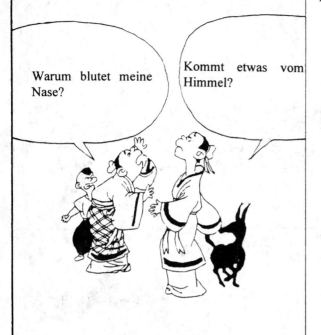

4. Wenn die Yinluo verletzt werden, strömt das Blut ein, was zu Blut im Stuhl führt.

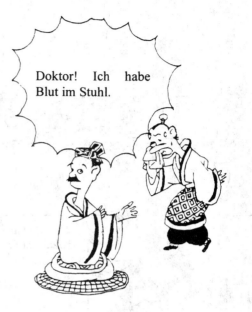

5. Wenn das Luomei am Darm und Magen verletzt wird, fließt das Blut vom Darm und Magen aus.

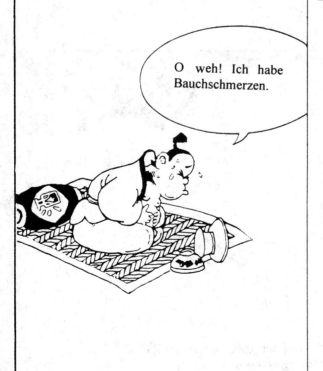

6. Wenn es Kälte und Xieqi außerhalb des Darms gibt, kondensiert die Körperflüssigkeit mit dem ausfließenden Blut und entwickelt sich zu einer Jizheng (Stauchung, Krankheit).

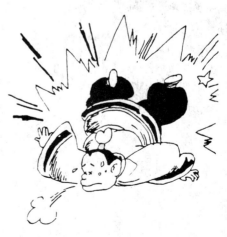

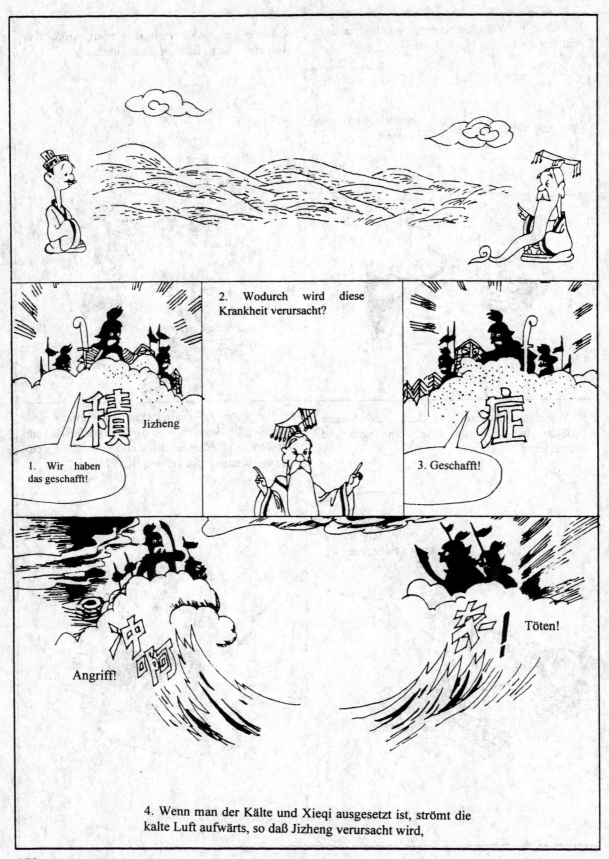

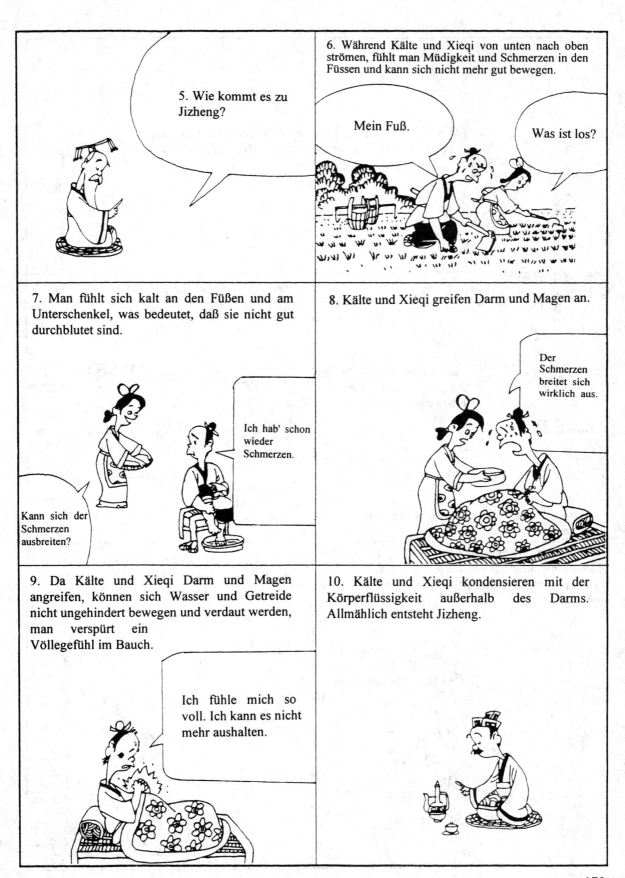

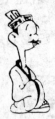

Die sechs Kanäle. Damit sind drei Yang-Kanäle (Taiyang-, Yangming- und Shaoyang-Kanal) und drei Yin-Kanäle (Taiyin-, Shaoyin- und Jueyin-Kanal) gemeint.

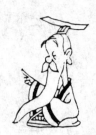

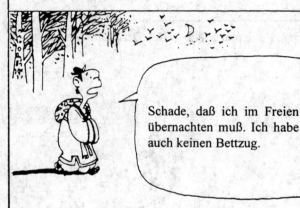

Schade, daß ich im Freien übernachten muß. Ich habe auch keinen Bettzug.

1. Wenn man plötzlich der Kälte und Xieqi ausgesetzt ist...

2. Wenn man mit Kummer und Zorn erfüllt ist, fließt Qi nach oben.

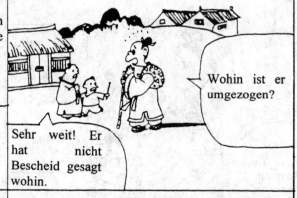

Wohin ist er umgezogen?

Sehr weit! Er hat nicht Bescheid gesagt wohin.

3. Während Qi nach oben fließt, werden die sechs Kanäle blockiert, durch die Qi zirkuliert, so daß Yangqi nicht ungehindert zirkuliert und das Blut sich staut.

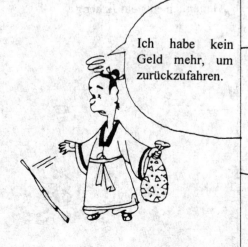

Ich habe kein Geld mehr, um zurückzufahren.

4. Auch die Zirkulation der Körperflüssigkeit wird behindert. So entsteht allmählich Jizheng.

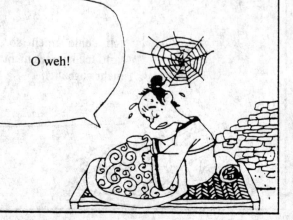

O weh!

174

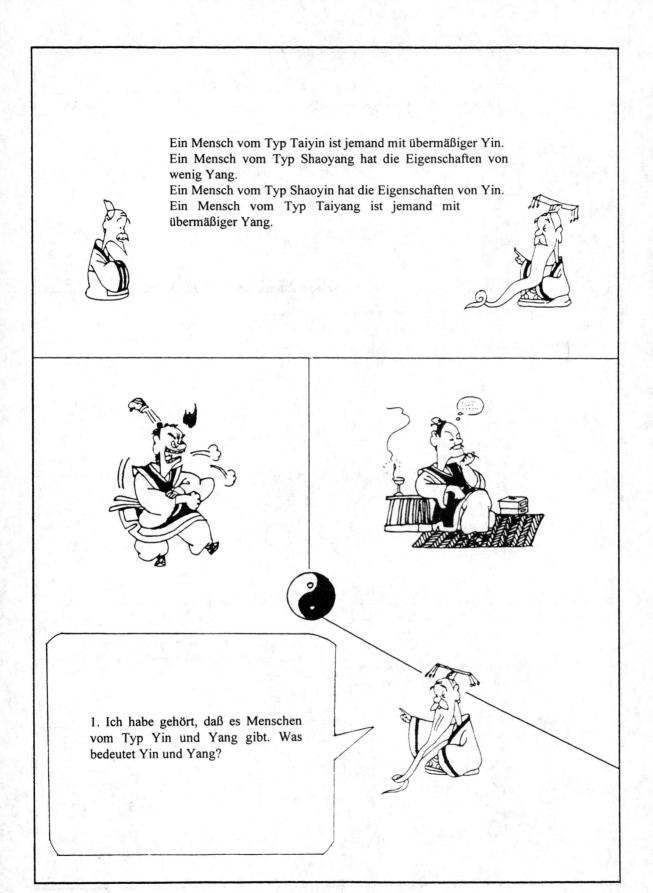

Ein Mensch vom Typ Taiyin ist jemand mit übermäßiger Yin.
Ein Mensch vom Typ Shaoyang hat die Eigenschaften von wenig Yang.
Ein Mensch vom Typ Shaoyin hat die Eigenschaften von Yin.
Ein Mensch vom Typ Taiyang ist jemand mit übermäßiger Yang.

1. Ich habe gehört, daß es Menschen vom Typ Yin und Yang gibt. Was bedeutet Yin und Yang?

2. Die Klassifikation der Dinge im Weltall und auf der Erde ist ohne die Theorie der fünf Elemente unmöglich.

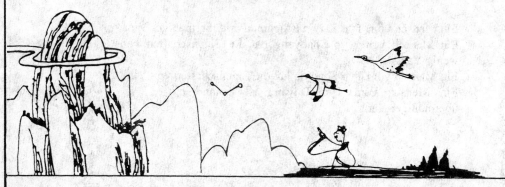

3. Auch die Menschen sind mit dieser Theorie eng verbunden. Es gibt nicht nur die Menschen vom Typ Yin und Yang. Yin und Yang sind eine Methode der Klassifikation.

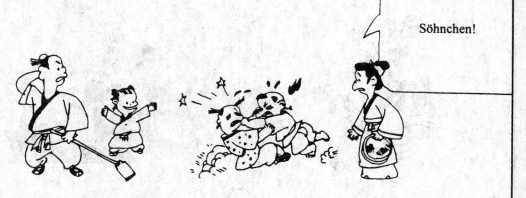

Söhnchen!

4. Mein Kind ist eigentlich nicht so ungehobelt.

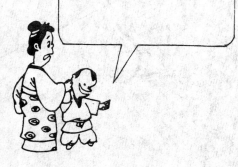

5. Komplizierte Veranlagungen können nicht mit ein paar Worten erklärt werden.

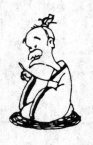

1. Erklären Sie mir doch bitte kurz und bündig: Haben Weise und Heilige die Eigenschaften sowohl von Yin als auch von Yang und können sich ihre Eigenschaften im Verhalten zeigen?

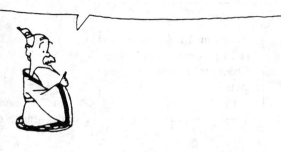

2. Allgemein gesagt, gibt es Menschen vom Typ Taiyin.

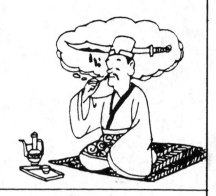

3. Menschen vom Typ Shaoyin.

Dieser Kerl hat Pech. Ha, ha!

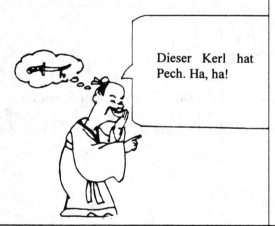

4. Menschen vom Typ Taiyang.

Ich bin der Beste in der Welt!

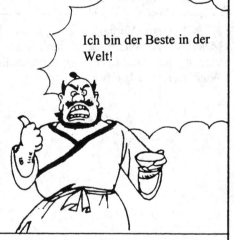

5. Es gibt auch Menschen vom Typ Shaoyang und Menschen vom Typ des Gleichgewichts von Yin und Yang.

Die Behörde hat mich als Sekretär eingestellt.

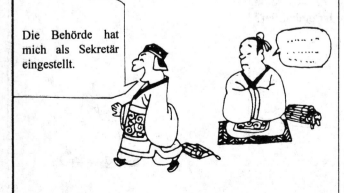

6. Diese fünf Menschentypen sind von unterschiedlicher Statur und unterscheiden sich auch durch die Stärke von Knochen, Qi und Blut.

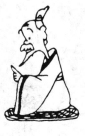

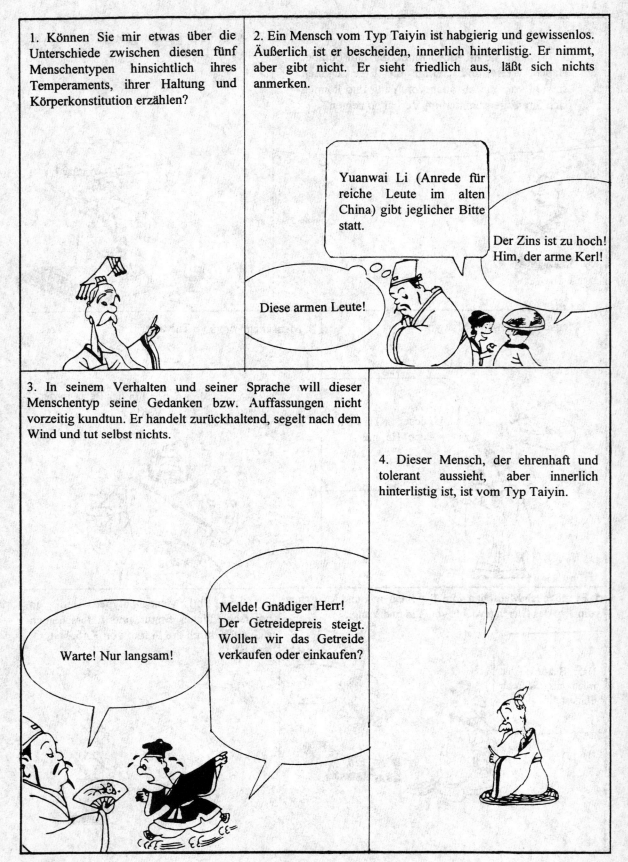

1. Können Sie mir etwas über die Unterschiede zwischen diesen fünf Menschentypen hinsichtlich ihres Temperaments, ihrer Haltung und Körperkonstitution erzählen?

2. Ein Mensch vom Typ Taiyin ist habgierig und gewissenlos. Äußerlich ist er bescheiden, innerlich hinterlistig. Er nimmt, aber gibt nicht. Er sieht friedlich aus, läßt sich nichts anmerken.

Yuanwai Li (Anrede für reiche Leute im alten China) gibt jeglicher Bitte statt.

Der Zins ist zu hoch! Him, der arme Kerl!

Diese armen Leute!

3. In seinem Verhalten und seiner Sprache will dieser Menschentyp seine Gedanken bzw. Auffassungen nicht vorzeitig kundtun. Er handelt zurückhaltend, segelt nach dem Wind und tut selbst nichts.

4. Dieser Mensch, der ehrenhaft und tolerant aussieht, aber innerlich hinterlistig ist, ist vom Typ Taiyin.

Warte! Nur langsam!

Melde! Gnädiger Herr! Der Getreidepreis steigt. Wollen wir das Getreide verkaufen oder einkaufen?

1. Ein Mensch vom Typ Shaoyin ist auf kleine Vorteile erpicht und hat ständig die Absicht, anderen Schaden zuzufügen.

2. Wenn andere Schaden erleiden, freut sich dieser Mensch darüber, als ob er etwas bekommen hätte.

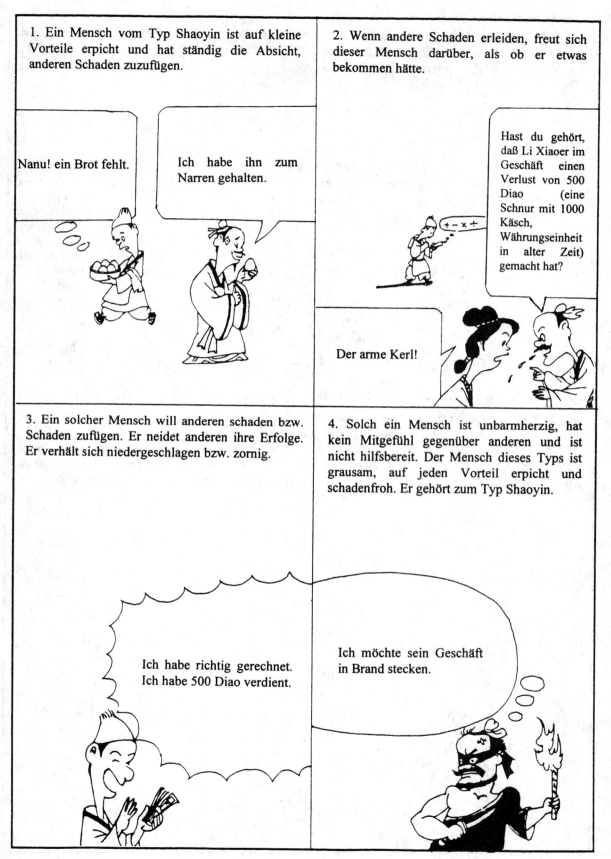

3. Ein solcher Mensch will anderen schaden bzw. Schaden zufügen. Er neidet anderen ihre Erfolge. Er verhält sich niedergeschlagen bzw. zornig.

4. Solch ein Mensch ist unbarmherzig, hat kein Mitgefühl gegenüber anderen und ist nicht hilfsbereit. Der Mensch dieses Typs ist grausam, auf jeden Vorteil erpicht und schadenfroh. Er gehört zum Typ Shaoyin.

1. Ein Mensch vom Typ Taiyang schert sich nicht um den Wohnort, er fühlt sich überall zu Hause. Er spricht über wichtige Angelegenheiten, hat kein Talent, aber klopft große Worte.

2. Diese Leute verbreiten ihre Wünsche, damit alle darüber Bescheid wissen.

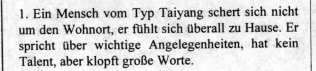

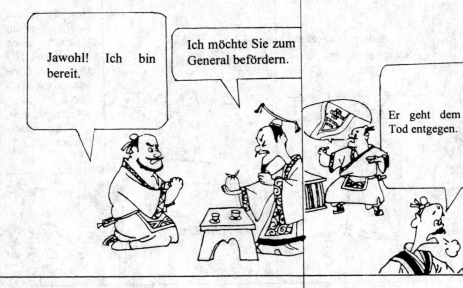

Jawohl! Ich bin bereit.

Ich möchte Sie zum General befördern.

Er geht dem Tod entgegen.

Dein Sohn hat sich durch ein schriftliches Versprechen erklärt, einen Auftrag auszuführen, wenn nicht, wird er einer militärischen Strafe unterworfen.

3. Solche Leute verhalten sich grob und leichtsinnig, können nicht zwischen Richtig und Falsch unterscheiden. Sie haben ein großes Selbstvertrauen, selbst wenn ihnen etwas mißlungen ist, bereuen sie sich nicht.

4. Solche Leute klopfen schamlos große Sprüche, können eine Arbeit nicht zu Ende machen. Sie gehören zum Typ Taiyang.

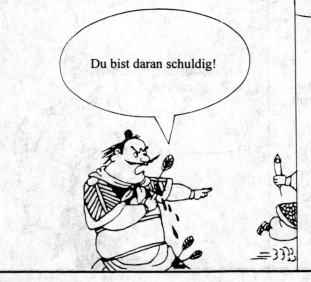

Du bist daran schuldig!

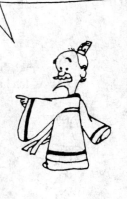

1. Menschen, denen es an Yang mangelt, arbeiten gewissenhaft und behutsam, halten sich selbst aber für etwas ganz besonderes.

2. Wenn sie einen kleinen Beamtenposten bekleiden, schwillt ihnen der Kamm, und sie werden anmaßend.

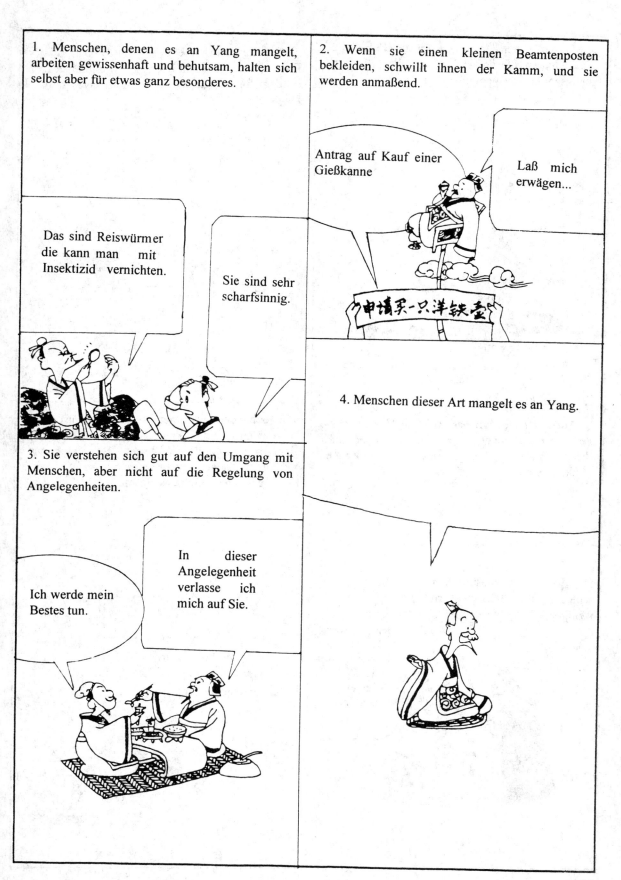

Das sind Reiswürmer die kann man mit Insektizid vernichten.

Sie sind sehr scharfsinnig.

Antrag auf Kauf einer Gießkanne

Laß mich erwägen...

4. Menschen dieser Art mangelt es an Yang.

3. Sie verstehen sich gut auf den Umgang mit Menschen, aber nicht auf die Regelung von Angelegenheiten.

In dieser Angelegenheit verlasse ich mich auf Sie.

Ich werde mein Bestes tun.

1. Menschen, bei denen sich Yin und Yang die Waage halten, führen ein ruhiges Leben. Sie sind genügsam und ausgeglichen.

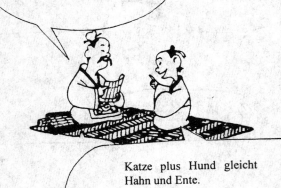

Ganz richtig. Sie bekommen eine Eins.

Katze plus Hund gleicht Hahn und Ente.

2. Sie kennen keine Angst und übermäßige Freude, sind weder habgierig noch unrealistisch, sondern fügen sich dem Entwicklungsgesetz der Dinge.

3. Auch wenn es um persönlichen Vorteil geht, nehmen sie es nicht so genau. Sie passen sich den jahreszeitlichen und klimatischen Änderungen an.

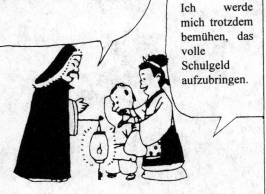

Die Ernte ist in diesem Jahr schlecht. Sie können gern weniger Schulgeld bezahlen.

Ich werde mich trotzdem bemühen, das volle Schulgeld aufzubringen.

4. Er bekleidet zwar einen hohen Posten, ist aber bescheiden. Er bringt Menschen durch Überzeugung und moralische Beispiele zur Vernunft, aber greift nicht sofort zu Maßregelungen durch das Gesetz.

Das ist auch eine sehr gute Methode zur Regelung von Angelegenheiten.

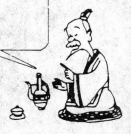

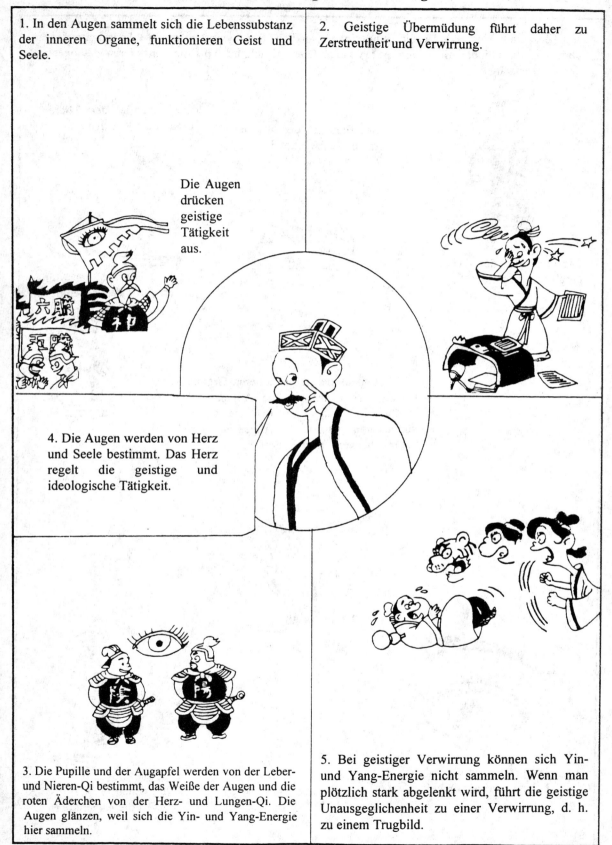

1. In den Augen sammelt sich die Lebenssubstanz der inneren Organe, funktionieren Geist und Seele.

2. Geistige Übermüdung führt daher zu Zerstreutheit und Verwirrung.

Die Augen drücken geistige Tätigkeit aus.

4. Die Augen werden von Herz und Seele bestimmt. Das Herz regelt die geistige und ideologische Tätigkeit.

3. Die Pupille und der Augapfel werden von der Leber- und Nieren-Qi bestimmt, das Weiße der Augen und die roten Äderchen von der Herz- und Lungen-Qi. Die Augen glänzen, weil sich die Yin- und Yang-Energie hier sammeln.

5. Bei geistiger Verwirrung können sich Yin- und Yang-Energie nicht sammeln. Wenn man plötzlich stark abgelenkt wird, führt die geistige Unausgeglichenheit zu einer Verwirrung, d. h. zu einem Trugbild.

Juji (Zusammenziehung): Bezeichnung einer Krankheit. Das Symptom ist ein Gliederkrampf, bei dem man die Glieder nicht ausstrecken kann. Diese Krankheit wird meistens durch pathogenen Wind verursacht.

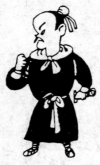

Die Energie der Leber ernährt den Augapfel.

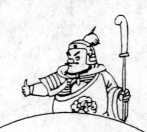

Die Energie der Niere ernährt die Pupillen.

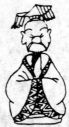

Die Energie der Niere ernährt die Pupillen.

Die Energie der Lunge ernährt das Weiße im Auge.

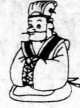

1. Die Lebensenergie der inneren Organe gelangt nach oben in die Augen und ernährt die Augen, so daß sie sehen können und glänzen. Die Augen sind ein Sammelbecken dieser Energie.

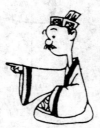

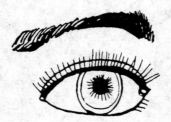

Die Stelle, wo sich die Lebensenergie sammelt.

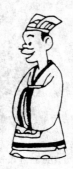

Die Energie der Milz ernährt die Augenlider.

1. Das sogenannte Bingguo sammelt die Substanz von Muskeln, Knochen, Blut und Qi und bildet mit den Blutgefässen zusammen das Muxi (Augenverbindungssystem).

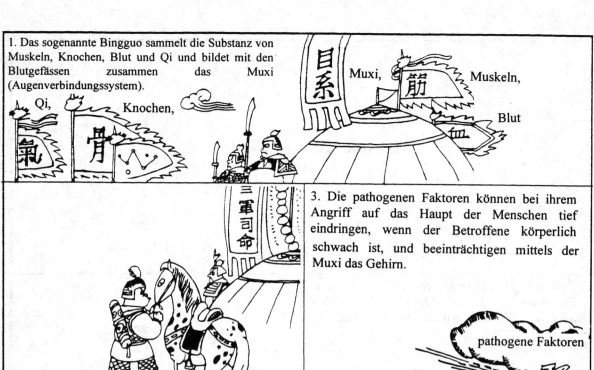

Qi, Knochen, Muxi, Muskeln, Blut

3. Die pathogenen Faktoren können bei ihrem Angriff auf das Haupt der Menschen tief eindringen, wenn der Betroffene körperlich schwach ist, und beeinträchtigen mittels der Muxi das Gehirn.

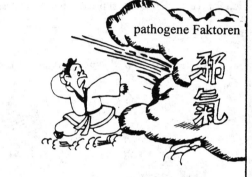

pathogene Faktoren

2. Muxi führt nach oben, sind mit dem Gehirn verbunden und erstrecken sich zum Nacken.

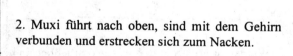

4. Dies führt zum Schwindel, d. h. zu einer Zusammenziehung des Muxi.

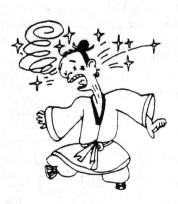

5. Wenn die pathogenen Faktoren die Augen erreichen, stimmen sich die Augen nicht mehr miteinander ab. Die pathogenen Faktoren zerstreuen die Vitalitätsenergie, was zum Sehfehlern, d. h. zu Doppeltsehen führt.

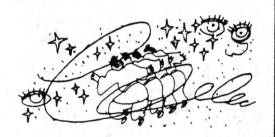

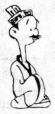 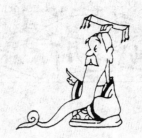

Dongyuan: kaiserlicher Garten

1. Kaiser sagt: Jedesmal, wenn ich im Dongyuan weile, finde ich mich nicht zurecht, erst nachdem ich ihn verlassen habe, bin ich wieder normal.

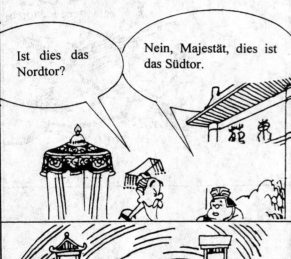

Ist dies das Nordtor?

Nein, Majestät, dies ist das Südtor.

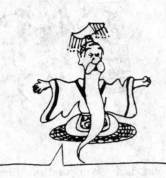

2. Wie ist zu erklären, daß ich ausschließlich in Dongyuan müde und erschöpft bin?

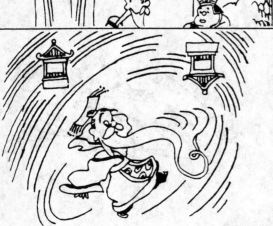

4. Nach Verlassen des Dongyuan ist die Aufmerksamkeit nicht mehr gestört, und man ist wieder bei normalem Verstand. Daher spricht man von Verwirrung oder, in schweren Fällen, von Benommenheit.

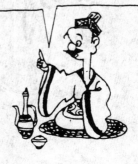

3. Qi Bo antwortet: Man hat Gemütsregungen wie Freude und Ärger. Plötzlicher Stimmungswechsel zerstreut die Vitalitätsenergie und verursacht Sehfehler und Verwirrung.

1. Kaiser fragt: Was ist der Grund für Vergeßlichkeit?

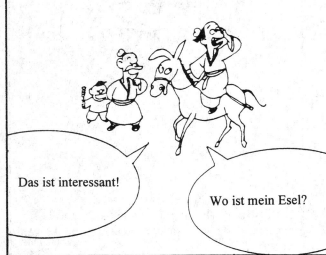

Das ist interessant!

Wo ist mein Esel?

2. Qi Bo antwortet: Der Grund liegt in mangelnder Qi im oberen Körperteil und in überflüssiger Qi im unteren Körperteil. Das heißt, wenn die Darm- und Magen-Qi verstopft ist, mangelt es an Herz- und Lungen-Qi.

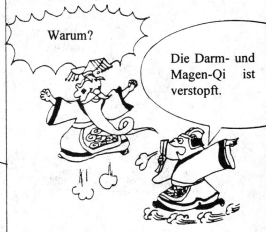

Warum?

Die Darm- und Magen-Qi ist verstopft.

Das Herz und die Lunge sind zu schwach. Es bleibt uns nichts anderes übrig, als im Darm und Magen zu bleiben.

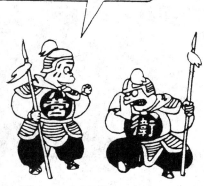

Ying und Wei

3. Da Herz und Lunge schwach sind, stockt die funktionelle Ying- und Weiqi in Darm und Magen.

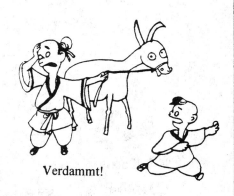

Verdammt!

4. Da die Qi über eine lange Zeit nicht nach oben gelangt ist , wird man vergeßlich.

187

1. Kaiser fragt: Was ist der Grund dafür, daß man stets Hunger, jedoch keinen Appetit hat?

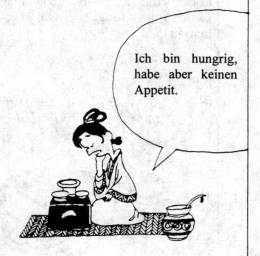

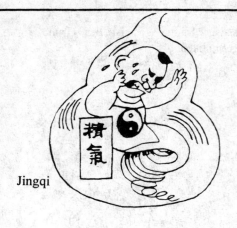

Jingqi

2. Qi Bo sagt: Die Jingqi sammelt sich in der Milz und steckt da fest, so daß die Hitze im Magen stockt.

3. Die im Magen verbleibende Hitze verdaut schnell alle Nahrung. Daher hat man stets Hunger.

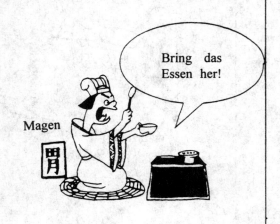

Magen

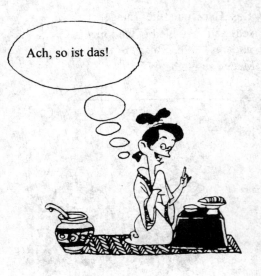

4. Die Magen-Qi bewegt sich nach oben und verstopft die Magengrube, daher hat man keinen Appetit.

Beilage: Süßwein von den 13 Rezepten

1. Der Klassiker der inneren Medizin legt bei der Behandlung das Gewicht auf die Akupunkturtherapie und verschreibt nur 13 Rezepte für die Arzneianwendung. Diese 13 Rezepte umfassen zwar nur wenige Arzneien, stellen aber die früheste Aufzeichnung über die Behandlung der Krankheiten durch Anwendung von Arzneien dar. Einige Rezepte sind noch heute anwendbar. Nachfolgend werden ausgewählte Rezepte dargelegt.

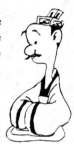

2. Kaiser fragt: Wie erzeugt man Süßwein aus Getreide und warum? (In alten Zeiten wurde Getreide gekocht und zu Süßwein vergoren, der als Heiltrank für Krankheiten in den fünf Organen genutzt wurde.)

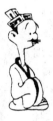

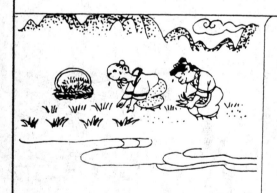

3. Qi Bo antwortet: Zur Erzeugung von Süßwein muß man Reis als Rohstoff und Reisstroh als Brennstoff benutzen, denn der Reis enthält vollständige Qi und Reisstroh ist sehr kräftig. Diese Pflanze nimmt harmonische Qi des Himmmels und der Erde auf und enthält daher vollständige Qi. Sie wird im Herbst geerntet, daher ist das Stroh kräftig.

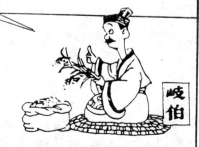

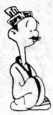

Der Eisenspäne-Heiltrank: Die beim Schmieden abfallenden, noch glühenden Eisenspäne werden sofort in Wasser gelegt; dieses Wasser benutzt man noch heute als Heiltrank.

1. Kaiser fragt: Wie behandelt man jemanden, der vor Wut außer sich geraten ist?

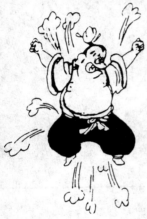

2. Qi Bo antwortet: Gib ihm vom Eisenspäne-Heiltrank; das hilft, Wut und Kummer zu beseitigen.

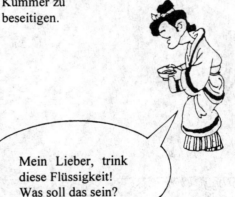

Mein Lieber, trink diese Flüssigkeit! Was soll das sein?

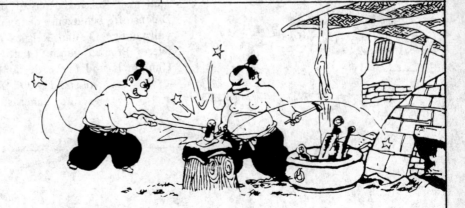

Der Eisenspäne-Heiltrank ist wirkungsvoll gegen durch Wut verursachte Störungen der Leber. Die Reizbarkeit führt zur Hitze, die die Speicher vermindert. Bei der Behandlung verbindet man diesen Trank mit schleimlösenden Mitteln, was sich als wirkungsvoll erweist.

Beilage: Schnaps mit Haarpulven von 13 Rezepten

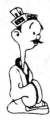 Akupunktur: Um Krankheiten zu behandeln, sticht man eine metallene Nadel in bestimmte Punkte des Körpers ein. In alten Zeiten gab es die Bianshi (Nadel aus einem keilförmigen Stein) und Neun-Nadeln, heute benutzt man Kirschblüten-Nadeln, Bambus- und Holz-Nadeln.

1. Die fünf Körpermeridianen Fuß-Taiyin, Hand-Taiyin, Hand-Shaoyin, Fuß-Shaoyin und Fuß-Yangming treffen sich in den Ohren.

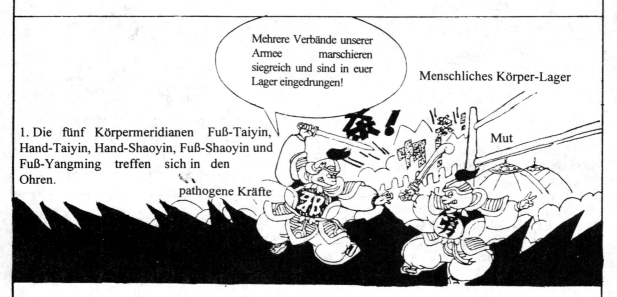

Wenn die pathogenen Faktoren die fünf Körpermeridianen erreichen, gelangen sie bis zur linken Schläfe. Wenn die Puls-Qi aller fünf Meridianen schwach geworden ist, werden die Netzkanäle im ganzen Körper erschüttert.

2. Auf diese Weise wird der Patient bewußtlos wie eine Leiche, man spricht daher von einer Totenohnmacht.

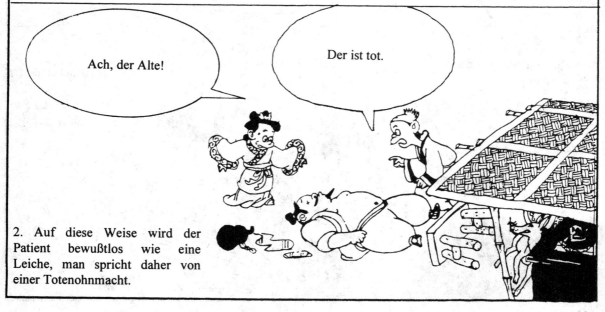

191

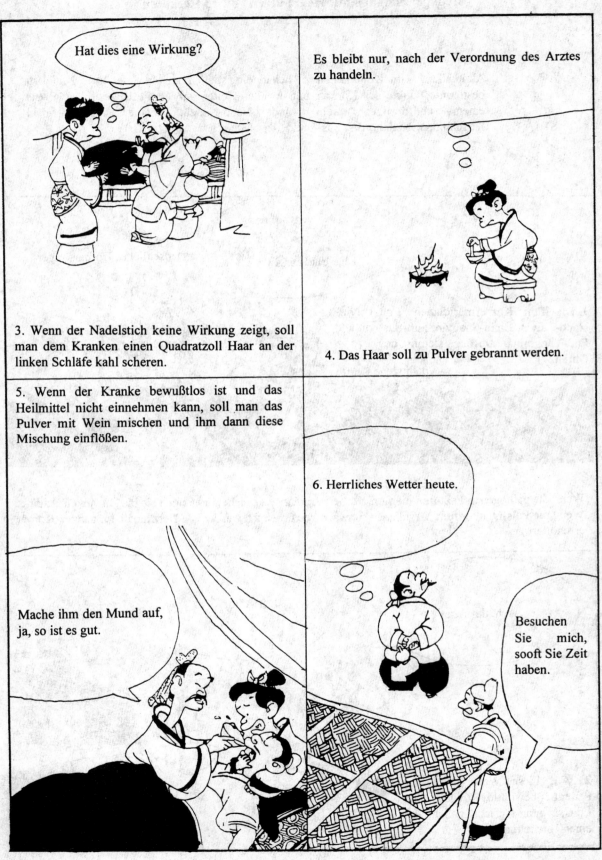

Hat dies eine Wirkung?

Es bleibt nur, nach der Verordnung des Arztes zu handeln.

3. Wenn der Nadelstich keine Wirkung zeigt, soll man dem Kranken einen Quadratzoll Haar an der linken Schläfe kahl scheren.

4. Das Haar soll zu Pulver gebrannt werden.

5. Wenn der Kranke bewußtlos ist und das Heilmittel nicht einnehmen kann, soll man das Pulver mit Wein mischen und ihm dann diese Mischung einflößen.

6. Herrliches Wetter heute.

Mache ihm den Mund auf, ja, so ist es gut.

Besuchen Sie mich, sooft Sie Zeit haben.

Beilage: Alisma-Trank von 13 Rezepten

Alkohol-Wind: Eine Krankheitsbezeichnung: Ein Betrunkener erkrankt am Windzug.

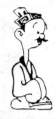

1. Kaiser fragt: Was für eine Krankheit ist es, wenn man sich am ganzen Körper brennend heiß fühlt und wie in Schweiß gebadet ist, während die Glieder kraftlos und schlaff sind?

Hast Du eben gebadet?

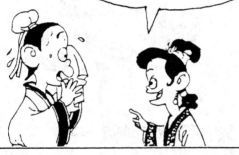

Was ist nur mit mir los?

2. Außerdem fürchtet man den Wind, leidet unter Atemnot. Wie ist eine solche Krankheit zu behandeln?

3. Qi Bo antwortet: Diese Krankheit wird als Alkohol-Wind bezeichnet. Das Rezept ist: Alisma und Atractylodes macrocephala, je zehn Fen (0,5 g) werden mit fünf Fen Mixian (ein Heilkraut) vermischt und fein gemahlen. Von dem Pulver soll der Patient vor der Mahlzeit jedesmal drei Prisen einnehmen.

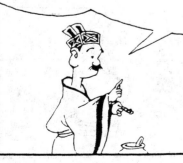

4. Alisma ist harntreibend, günstig für den Wasserweg und fiebersenkend. Atractylodes macrocephala ist bitter und mild, beseitigt Feuchtigkeit und Schweiß. Mixian ist ein Heilmittel gegen Rheumatismus.

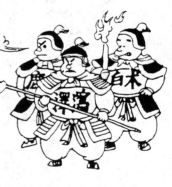

Beilage: Präparat aus Hühnermist von 13 Rezepten

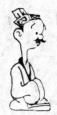

Zhang Jinyue (1563-1640), auch als Zhang Jiebin bekannt, war ein berühmter Arzt in der Ming-Dynastie. Er begann im Alter von 13 Jahren mit dem Medizinstudium. Nach jahrzehntelangem Studium des Klassikers der Inneren Medizin verfaßte er mehrere medizinische Werke, z. B. Klassifizierter Kanon (Leijing), Illustrierte Ergänzung des klassifizierten Kanons, und Illustrierter klassifizierter Kanon, die großen Einfluß auf die spätere Arzneikunde ausübten.

1. Kaiser fragt: Was für eine Krankheit ist es, wenn man ein Völlegefühl im Magen hat und nach dem Frühstück noch am Abend einen Appetit hat?

2. Qi Bo antwortet: Das sind Blähungen. Sie werden mit einem Präparat aus Hühnermist behandelt. Schon eine Dosis zeitigt eine Wirkung, und mit zwei Dosen wird der Patient geheilt.

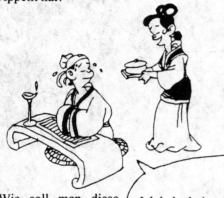

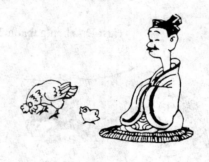

Wie soll man diese Krankheit behandeln?

Ich habe keinen Appetit.

3. Das Rezept: Das Weiße aus dem Hühnermist wird getrocknet und geröstet, ein Liang (50 g) davon wird mit drei Schüsseln Reiswein zusammen gekocht. Die Rückstände werden durch Filtern entfernt. Den Präparat soll bei nüchternem Magen pro Tag zweimal warm eingenommen werden.

Hi hi!

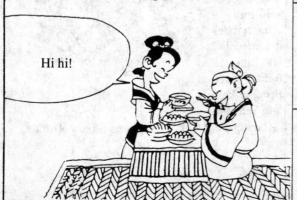

Hühnermist ist wirkungsvoll gegen Verdauungsstörungen und Blähungen, fördert den Stuhlgang und die Harnentleerung und kann als Arznei gegen Magenbeschwerden benutzt werden.

Zhang Jinyue

张景岳

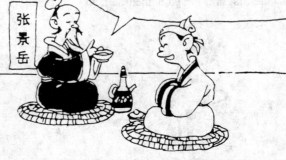

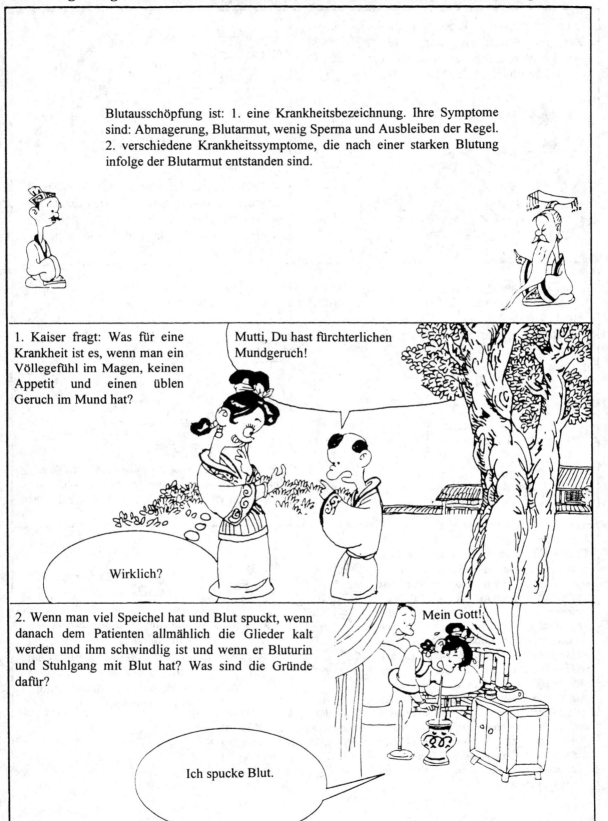

Blutausschöpfung ist: 1. eine Krankheitsbezeichnung. Ihre Symptome sind: Abmagerung, Blutarmut, wenig Sperma und Ausbleiben der Regel. 2. verschiedene Krankheitssymptome, die nach einer starken Blutung infolge der Blutarmut entstanden sind.

1. Kaiser fragt: Was für eine Krankheit ist es, wenn man ein Völlegefühl im Magen, keinen Appetit und einen üblen Geruch im Mund hat?

Mutti, Du hast fürchterlichen Mundgeruch!

Wirklich?

2. Wenn man viel Speichel hat und Blut spuckt, wenn danach dem Patienten allmählich die Glieder kalt werden und ihm schwindlig ist und wenn er Bluturin und Stuhlgang mit Blut hat? Was sind die Gründe dafür?

Mein Gott!

Ich spucke Blut.

3. Qi Bo antwortet: Diese Krankheit bezeichnet man als Blutausschöpfung. Sie ist darauf zurückzuführen, daß der Patient in der Kindheit eine starke Blutung gehabt hat.

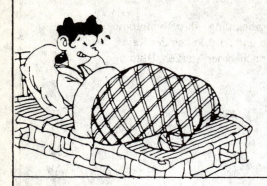

Er hat recht. ja, der Grund liegt darin.

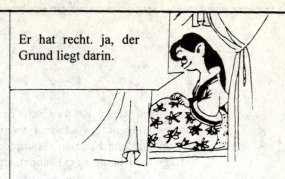

4. Oder man hat im Zustand der Trunkenheit Geschlechtsverkehr gehabt, so daß die Jingqi verbraucht und die Leber geschädigt wird sowie die Regelblutung abnimmt oder gar ausbleibt.

5. Zubereitung: Man mischt vier Fen Tintenfischknochen, ein Fen Rubia cordifolia und verarbeitet die Mischung mit einem Spatzenei zu bohnenartigen Kügelchen.

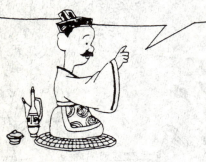

Diese Arznei wirkt.

Mutti, Du bist mutig.

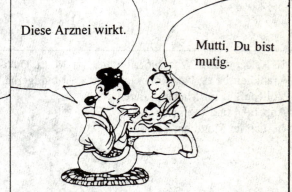

6. Der Kranke soll vor der Mahlzeit fünf Kügelchen mit einer Abalonesuppe schlucken, die die Darmtätigkeit fördert und die geschädigte Leber stärkt.

7. Anmerkung: Der Schulp, der Tintenfischknochen oder Sepiaknochen, welcher von Natur aus salzig und warm ist und die Qi nach unten führt, ist wirkungsvoll gegen Rot- und Weißfluß der Frauen sowie das Ausbleiben der Regelblutung aufgrund von Blutausschöpfung. Rubia cordifolia (eine Färberrötart), die von der Natur aus süß und kalt ist, stillt das Blut und ist gegen Metrorrhagie und zugleich durchblutungs- und menstruationsfördernd. Die Spatzeneier sind von Natur aus süß und warm, stärken die Lebenssubstanz und das Blut, wirken gegen die Impotenz der Männer und den Weißfluß der Frauen sowie gegen Harnbeschwerden. Die Abalone ist von Natur aus scharf und warm, fördert den Blutkreislauf und begünstigt die Yinqi. Die gekochte Abalonesuppe wirkt zusammen mit anderen Arzneien gegen das Ausbleiben der Regelblutung.

Das Rezept nährt ferner die Lebenssubstanz und das Blut, stärkt die Lungen, die Leber und die Nieren, fördert die Durchblutung und normalisiert die Menstruation, daher kann es verschiedene Symptome der Blutausschöpfung beseitigen.

196

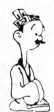

Moxibustion: Aus Moxe (Artemisia vulgaris) stellt man Moxakegel oder Moxastock her, um sie auf Akupunkturpunkte oder kranke Stellen auf der Körperoberfläche zu legen. Sie werden dann angebrannt, so daß man sich an diesen Stellen brennend heiß fühlt. Auf diese Weise wird die Krankheit behandelt.

1. Schmerzen an Brustkorbseite nennt man Baipi. Es handelt sich um eine Frauenkrankheit. Nach der Moxibustion-Behandlung kommt es zu Eiterungen, so daß sich bohnenartige rote Fleischkörnchen herausbilden.

2. Behandlung: Ein Sheng (gleich 1 Kubikdezimeterliter) Forsythie und ein Sheng Graswurzeln in 16 Sheng Wasser so lange kochen, bis drei Sheng Flüssigkeit zurückbleiben. Den Absud trinkt man auf einmal aus, dann kleidet man sich warm, setzt sich auf ein Gefäß mit dampfendem Wasser und läßt den Schweiß aus allen Poren brechen. Auf diese Weise wird der Kranke geheilt.

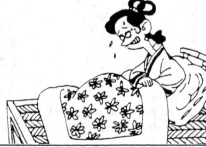

3. Anmerkung: Forsythie ist von Natur aus bitter und ein bißchen kalt. Sie kann die Hitze in Herz und Leber abführen, wirkt fiebersenkend und entzündungshemmend, heilt Geschwüre und Knoten. Man sagt: Alle Geschwüre rühren vom Herzen her. Die Forsythie ist daher ein sehr gutes Heilkraut.

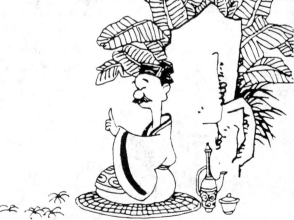

Vorbild für Selbstschulung

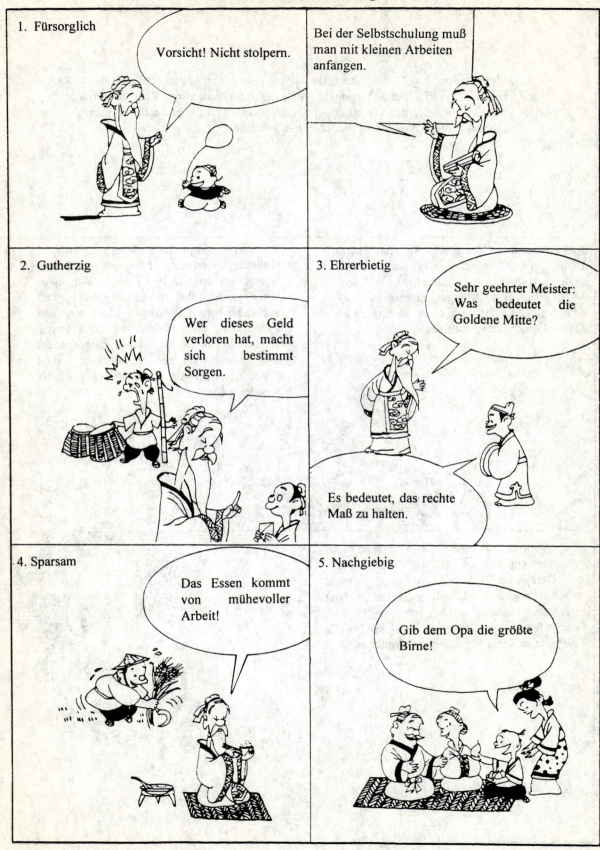

198

Freude durch Schreck dämpfen

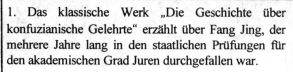

1. Das klassische Werk „Die Geschichte über konfuzianische Gelehrte" erzählt über Fang Jing, der mehrere Jahre lang in den staatlichen Prüfungen für den akademischen Grad Juren durchgefallen war.

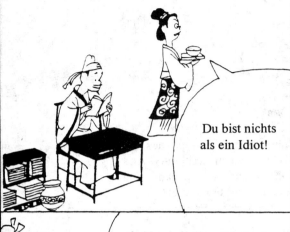

Du bist nichts als ein Idiot!

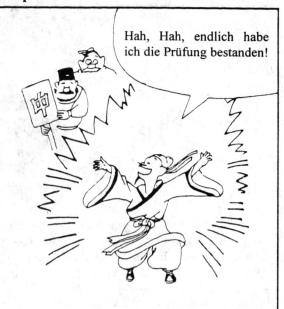

Hah, Hah, endlich habe ich die Prüfung bestanden!

2. In hohem Alter bestand er dann die Prüfung. Vor Freude außer sich, verfiel er in Wahnsinn.

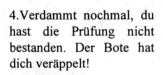

3. Versuch diese Methode, sonst ist es mit deinem Schwiegersohn vorbei!

Bitte vielmals um Verzeihung, Vielen Dank, Schwiegervater!

Schwiegersohn!

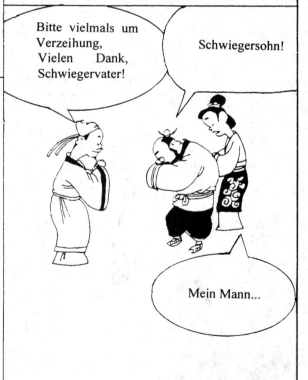

Mein Mann...

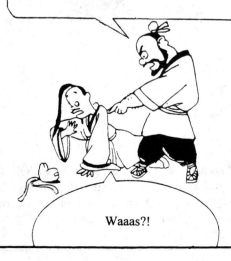

4. Verdammt nochmal, du hast die Prüfung nicht bestanden. Der Bote hat dich veräppelt!

Waaas?!

5. Als Fang Jing dies hörte, fiel er in Ohnmacht. Nachdem er wieder zu sich gekommen war, war er wieder normal.

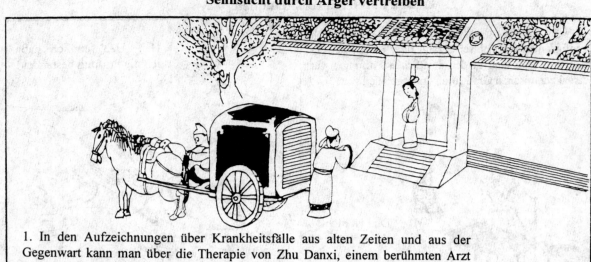

1. In den Aufzeichnungen über Krankheitsfälle aus alten Zeiten und aus der Gegenwart kann man über die Therapie von Zhu Danxi, einem berühmten Arzt aus der Zeit der Jin- und Yuan-Dynastie (1115-1369), lesen: Ein Ehemann ging auf eine Geschäftsreise und kehrte 20 Jahre lang nicht zu seiner Frau zurück.

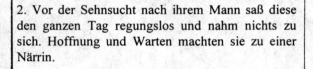

2. Vor der Sehnsucht nach ihrem Mann saß diese den ganzen Tag regungslos und nahm nichts zu sich. Hoffnung und Warten machten sie zu einer Närrin.

Diese Krankheit kann nicht allein durch Arzneien geheilt werden.

Darf ich Sie fragen...

Was soll man nur mit ihr machen?

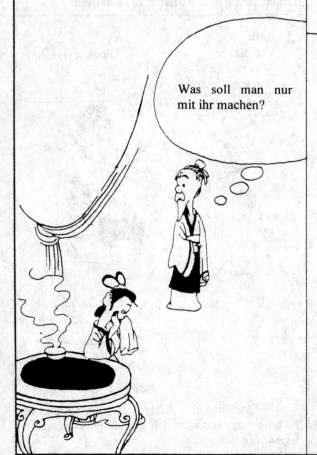

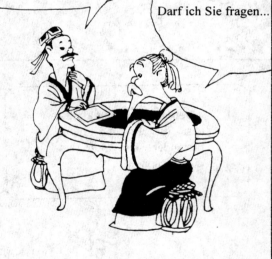

3. Zhu Danxi diagnostizierte die Krankheit als eine durch Kummer verursachte Stauung von Qi, die kaum durch Arznei, sondern nur durch Umstimmung geheilt werden konnte.

4. Auf Anordnung des Arztes verabreichte der Vater ihr ein paar Ohrfeigen und schimpfte sie aus. Die Frau jammerte laut.

5. Nach Einnahme einiger Heilmittel von Zhu Danxi bekam sie Appetit. Dr. Zhu hieß den Vater sagen, ihr Mann habe einen Brief geschrieben und werde bald zurückkehren.

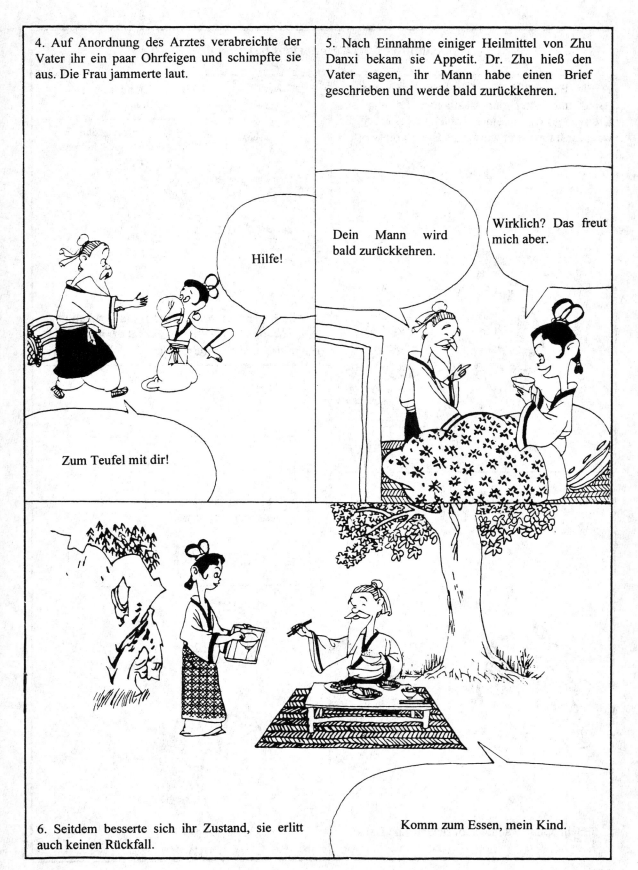

6. Seitdem besserte sich ihr Zustand, sie erlitt auch keinen Rückfall.

Kummer durch Heiterkeit beseitigen

1. Ein Beispiel dafür: Die Braut eines Xiucai (Grad und Titel der staatlichen Prüfung auf Kreisebene) war an einer Krankheit gestorben. Er war sehr traurig und wurde aus Gram krank.

Gibt es mit meinem Sohn keine Hoffnung?

Leider kann ich ihm nicht helfen.

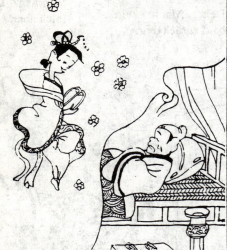

2. Alle bekannten Ärzte wurden zur Behandlung gebeten und man benutzte alle möglichen Heilmittel, jedoch ohne Erfolg.

4. Sie sind schwanger und zwar seit mehreren Monaten.

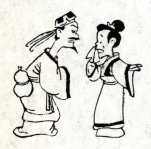

3. Schließlich wandte man sich an Zhu Danxi.

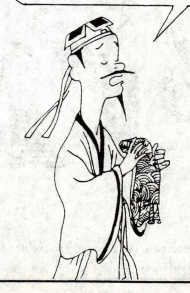

5. Als der Xiucai dies hörte, brach er in schallendes Gelächter aus.

6. Jedesmal, wenn er an die Worte des Arztes erinnerte, mußte er laut loslachen. Er erzählte dies immer wieder seinen Freunden.

7. Einige Monate vergingen, und der Xiucai bekam wieder Appetit, wurde heiter, die Krankheitssymptome verschwanden.

8. Seine Mutter teilte ihm mit, daß der Arzt ihn mit einer Umstimmungstherapie behandelt hatte.

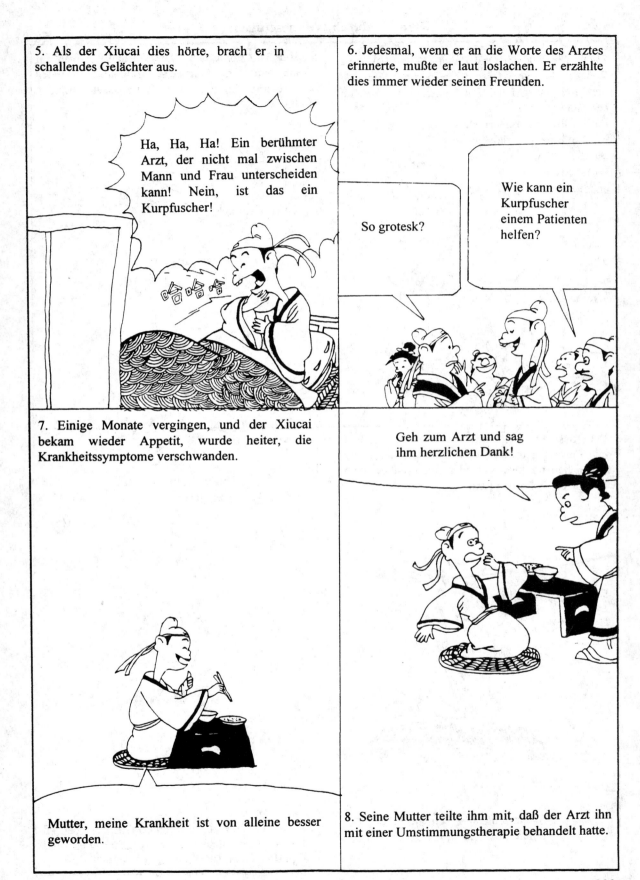

Kummer durch Wut beseitigen

1. Die Chronik der Drei Reiche (220-280), Buch Wei enthält eine Geschichte darüber, wie der berühmte Arzt Hua Tuo einen Krankheitsfall behandelt:
Ein Provinzgouverneur war infolge langjähriger Beschwerden schweigsam und bedrückt.

> Meine Krankheit kann vielleicht nicht geheilt werden.

> Der Doktor ist gekommen.

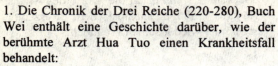

2. Hua Tuo stellte fest, daß man den Kranken nur durch eine Psychiatrische Behandlung heilen konnte und ihn zu einem Wutausbruch bringen sollte.

> Es ist sehr einfach...

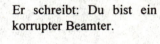

3. Er besuchte den Gouverneur jeden Tag, ließ sich Festessen bringen und verlangte Gold und Silber, behandelte aber weder den Kranken noch verschrieb er ihm ein Rezept.

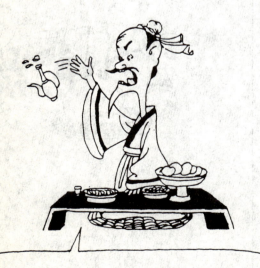

So ein schlechter Schnaps? Es scheint, behandeln lassen!

> Er schreibt: Du bist ein korrupter Beamter.

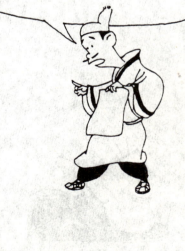

4. Der Gouverneur war empört. Später verließ ihn der Arzt, ohne sich zu verabschieden, und hinterließ einen Brief an ihn mit Schmähreden.

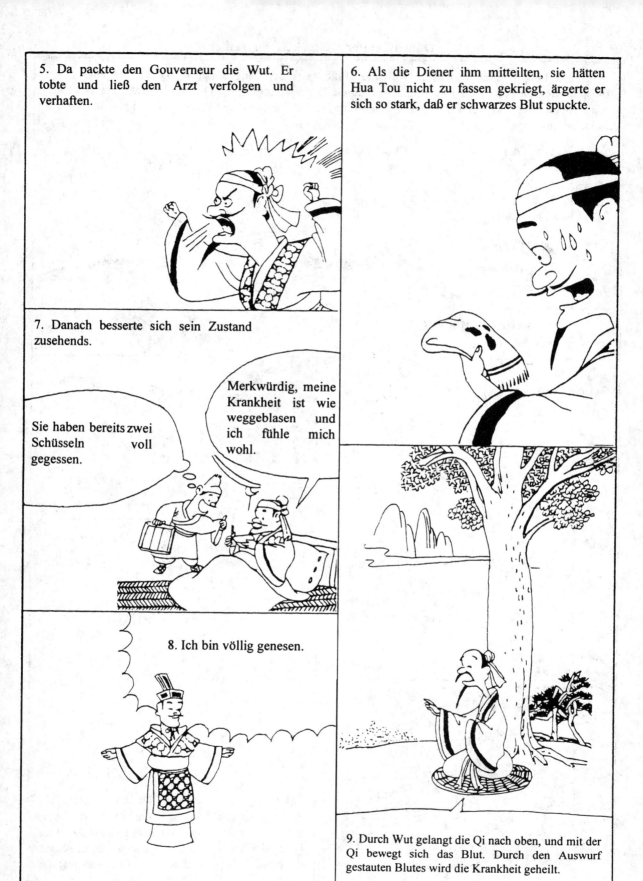

5. Da packte den Gouverneur die Wut. Er tobte und ließ den Arzt verfolgen und verhaften.

6. Als die Diener ihm mitteilten, sie hätten Hua Tou nicht zu fassen gekriegt, ärgerte er sich so stark, daß er schwarzes Blut spuckte.

7. Danach besserte sich sein Zustand zusehends.

Sie haben bereits zwei Schüsseln voll gegessen.

Merkwürdig, meine Krankheit ist wie weggeblasen und ich fühle mich wohl.

8. Ich bin völlig genesen.

9. Durch Wut gelangt die Qi nach oben, und mit der Qi bewegt sich das Blut. Durch den Auswurf gestauten Blutes wird die Krankheit geheilt.

1. In den Lenglu-Anekdoten über Krankheitsfälle aus der Qing-Zeit (1644-1911) ist ein Beispiel über die Vertreibung der Heiterkeit durch Trauer angeführt: Li Dajian, der Sohn einer seit Generationen Ackerbau treibenden Bauernfamilie, hat die staatliche Prüfung mit dem Titel Juren bestanden.

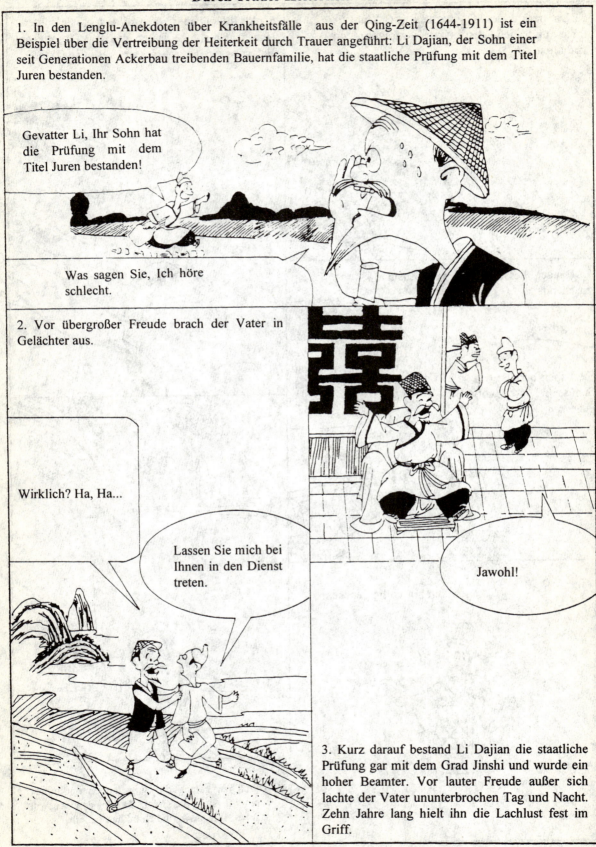

Gevatter Li, Ihr Sohn hat die Prüfung mit dem Titel Juren bestanden!

Was sagen Sie, Ich höre schlecht.

2. Vor übergroßer Freude brach der Vater in Gelächter aus.

Wirklich? Ha, Ha...

Lassen Sie mich bei Ihnen in den Dienst treten.

Jawohl!

3. Kurz darauf bestand Li Dajian die staatliche Prüfung gar mit dem Grad Jinshi und wurde ein hoher Beamter. Vor lauter Freude außer sich lachte der Vater ununterbrochen Tag und Nacht. Zehn Jahre lang hielt ihn die Lachlust fest im Griff.

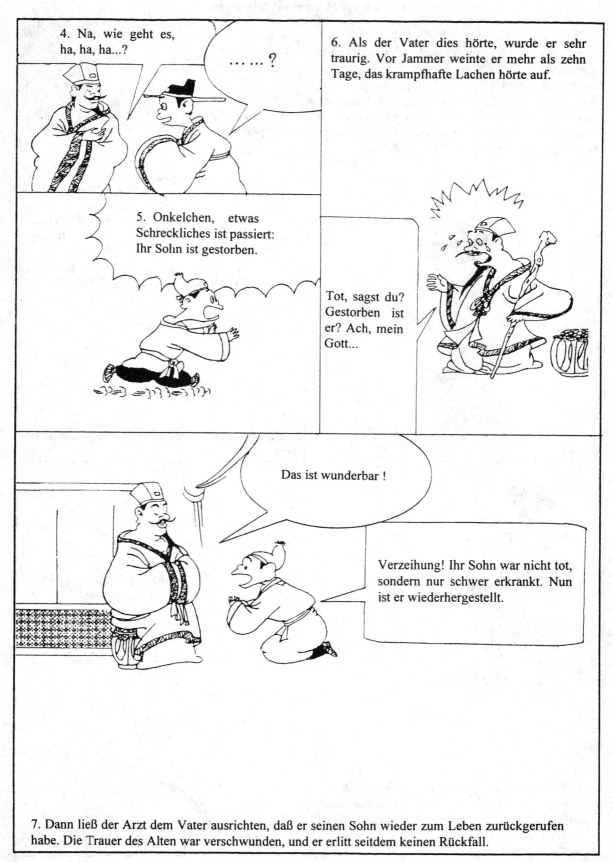

Zorn durch Heiterkeit bändigen.

1. In den Aufzeichnungen über Krankheitsfälle aus alten Zeiten und der Gegenwart, „Kapitel: Sieben menschliche Gemütsregungen" ist eine Behandlungsmethode des Arztes Zhang Zhihe festgehalten: Die Frau von Xiang Guanglin war krank. Sie nahm trotz großen Hungers nichts zu sich, schrie und heulte und beschimpfte voller Zorn alle Leute. Alle Heilmittel blieben erfolglos.

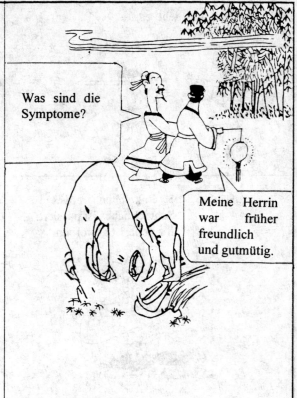

Was sind die Symptome?

Meine Herrin war früher freundlich und gutmütig.

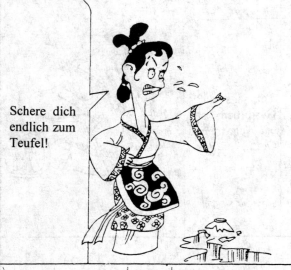

Schere dich endlich zum Teufel!

2. Man bat den berühmten Arzt Zhang Zhihe um Hilfe.

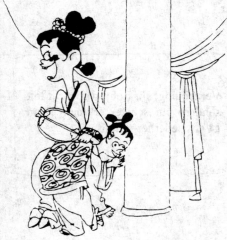

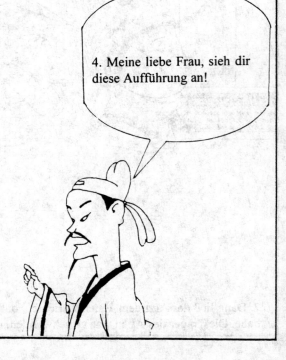

4. Meine liebe Frau, sieh dir diese Aufführung an!

3. Auf Anweisung von Dr. Zhang ließ Xiang Guanglin zwei Schauspielerinnen in häßlicher Aufmachung auftreten, wobei diese allerlei Possen rissen.

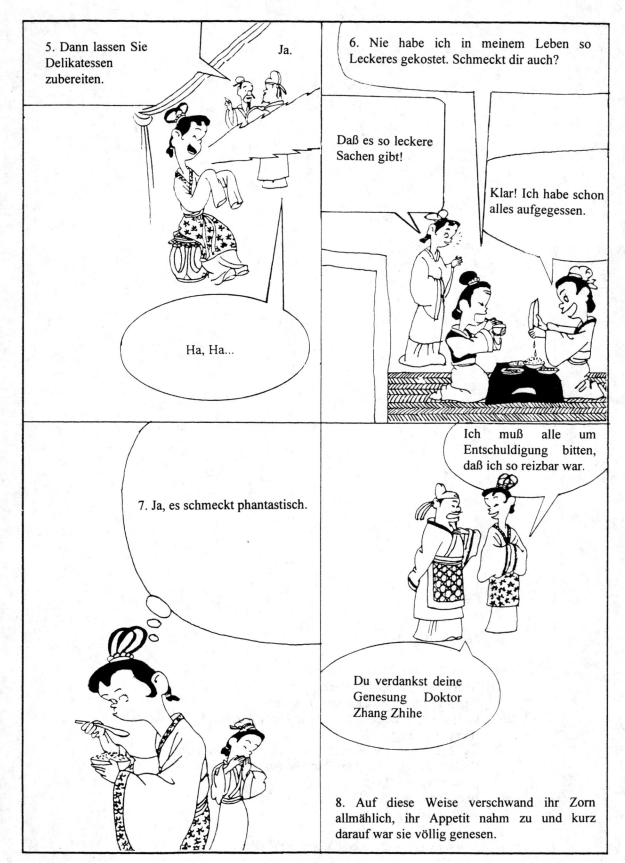

Erste Auflage 1997

ISBN 7-80051-822-1
Herausgeber: Delphin - Verlag
Verantwortliche Redakteurin: Tao Hong
Übersetzer: Li Daobin Dai Xinfu Zhang Yuxian Tian Shouyu
He Miaoscheng
Durchsicht und Korrektur: Patricia Hanning Dierk Detje
He Miaosheng Li Daobin Tian Shouyu
Gestaltung: An Hongmin
Baiwanzhuang - Str. 24
100037 Beijing, China

Druck und Verlag in der Volksrepublik China

图书在版编目（CIP）数据

黄帝内经:养生图典:德文/韩亚洲等编绘. - 北京:海豚出版社,1995
ISBN 7 - 800051 - 822 - 1

Ⅰ.黄… Ⅱ.韩… Ⅲ.内经－养生(中医)－图解词典,德语 Ⅳ.R221－61

中国版本图书馆 CIP 数据核字(95)第 14637 号

黄帝内经——养生图典

周春才
　　　　等编绘
韩亚洲

ⓒ海豚出版社
海豚出版社出版
（中国北京百万庄路 24 号）
邮政编码 100037
北京外文印刷厂印刷
中国国际图书贸易总公司发行
（中国北京车公庄西路 35 号）
北京邮政信箱第 399 号　邮政编码 100044
1997 年(16 开)第 1 版(德)

ISBN 7 - 80051 - 822 - 1/R·133(外)
03500
7 - G - 2982P